AF547758

Karin Welters

Allein gelassen

Depression, Burn-Out & Co.

Karin Welters

Allein gelassen

Depression, Burn-Out & Co.

Lit*Art*-World

Neuauflage
Cover Layout © Karin Welters
Cover Bild © 123 RF lightpoet

Published by Lit*Art*-World © 2019
ISBN-13: 978-3-948078-32-4

Inhaltsverzeichnis

Vorwort

Die meisten Leserinnen und Leser wollen wissen, wer das Buch, das sie in der Hand halten, geschrieben hat. Wer ist diese Autorin oder dieser Autor? Wie kommt er oder sie dazu, ein solches Buch zu schreiben? Warum ist das Thema für ihn oder sie wichtig? Was befähigt sie oder ihn überhaupt, das Thema sach- und fachkundig zu behandeln?

Wäre ich eine prominente Persönlichkeit, trüge ich einen Professoren- oder Doktortitel, hätte meine Stimme Gewicht. Dann erübrigten sich die obigen Fragestellungen. Aber…

… gerade weil ich mich ***nicht*** dem akademischen, universitären (Tunnel)Denken unterworfen habe, sehe ich mich in der Lage, mich dem sensiblen Thema der psychischen Leiden weitaus objektiver zu nähern, als diejenigen, die ***im*** System verhaftet sind.

Ein System wird von denen, die von ihm profitieren, nicht objektiv beurteilt und schon gar nicht verändert.

Vor mehr als 35 Jahren habe ich mich zur Kommunikationstrainerin ausbilden lassen. Dadurch kam ich, fast zwangsläufig, auch mit der Lernpsychologie in Kontakt. Beruflich bin ich noch immer als Coach und psychologische Beraterin tätig, die u.a. Persönlichkeitstrainings anbietet und durchführt.

Vor ein paar Jahren habe ich beschlossen, Romane zu schreiben. Und weil ich gute Psychothriller verfassen wollte, habe ich ein dreijähriges Fernstudium absolviert, das mir das

Wissen um die psychischen Erkrankungen nach dem ICD-Katalog vermittelte. Meine theoretische Ausbildung als Heilpraktikerin für Psychotherapie habe ich mit der Note 2 abgeschlossen.

Und dann ereilte mich die Realität. Ich rutschte, zunächst unmerklich, in ein Burn-Out – mit allem Drum und Dran.

Die Erfahrungen, die ich seitdem mit dem deutschen Gesundheitssystem mache, sind derart unfassbar, dass ich beschloss, eine Dokumentation zusammen zu stellen.

Auf meinem Weg traf ich auf Menschen, die ähnliche Erfahrungen gemacht haben oder noch immer machen.

Wie schwer krank (nicht nur) das deutsche Gesundheitssystem ist, zeigen die Berichte der Betroffenen, die in diesem Buch zu Wort kommen.

Ich kann nur bestätigen, dass die Anforderungen der Kassen, Versicherer, Behörden und Ämter an Menschen, die ohnehin kaum noch über Lebensmut und Energie verfügen, völlig überzogen sind. Formulare, Atteste, Gutachten und sogar Gerichtsverfahren werden denen aufgebrummt, die manchmal – aufgrund verabreichter Psychopharmaka – schon gar nicht mehr in der Lage sind, klar zu denken.

Erstaunlich, dass diese Menschen sich dennoch selbst am Haarschopf aus dem „Sumpf von Depression und Burn-Out, Verzweiflung und Trübsal, Mutlosigkeit und Verzagtheit“ herausgezogen haben.

In allen Fällen, so bestätigten die Betroffenen, waren Familien und Freunde an ihrer Seite, auf die sie sich verlassen konnten. Sie sind überzeugt, dass sie es ohne deren Hilfe und Unterstützung nicht geschafft hätten.

Und genau darauf setzt das Gesundheitssystem; genau davon profitiert es: Es missbraucht das *Wertesystem* derer, die es ausbeutet.

Die Profitgier im Gesundheitswesen spiegelt sich auch in anderen gesellschaftlichen Bereichen. Diejenigen, die sich zu Wort gemeldet haben, durften die Gier des Staates nach noch mehr und noch mehr Steuereinnahmen genau so „genießen" wie andere, die aufgrund der Profitgier von Unternehmen psychisch krank *wurden*.

Die Fallbeispiele in diesem Buch sind symptomatisch für viele andere, die ähnliche Erfahrungen machten und ebenfalls erkrankten.

Wo sind die „Experten", die sich lautstark melden, wenn eine ganze Gesellschaft an der Profitgier einer Minderheit zu leiden beginnt?

Oder ist unsere Gesellschaft insgesamt schon derart psychisch krank, dass kein Hahn mehr danach kräht, wenn die ethisch-moralischen Werte des Mensch-Seins, der Humanität den Bach herunter gehen?

Kann unsere Spezies noch „human" genannt werden?

Einführung

„Die Welt hat genug für jedermanns Bedürfnisse, aber nicht für jedermanns Gier“
(Mahatma Gandhi)

Menschen lieben Geschichten…

… ob in gedruckter Buchform, als eBook, im Kino, am Fernseher, in der Oper, im Schauspielhaus oder bei einer Lesung.

Warum lieben Menschen Geschichten?

Krimis, Liebesromane, Science Fiction oder Horrorgeschichten – was macht Erzählungen so faszinierend?

Ganz einfach …

… Geschichten sprechen *Gefühle* an. Erzählungen entführen Leser/Hörer/Zuschauer in Phantasiewelten. Sie leiden oder fiebern ***mit*** den Protagonisten, den Helden, Opfern oder Geretteten. Meist sind die Protagonisten erfundene Figuren, die ein Autor oder eine Autorin zum Leben erweckte.

Das, was den Helden oder die Heldin erlebt, erinnert die Leserschaft an eigene Erlebnisse ähnlicher Natur. Geschichten stupsen also unsere *eigenen* Erfahrungen und Gefühle an.

Geschichten, in denen real lebende Figuren die Hauptrolle spielen, deren Erzählungen auf tatsächlich erlebten Begebenheiten beruhen, werden in der Regel Dokumentationen genannt. Von ihnen geht meist eine besondere Faszination aus, weil die Leserschaft, der Hörer oder die Zuschauerin die Beschreibungen in sein *eigenes* Leben, in seine *eigene* Realität integrieren muss, denn es ist gegenwärtige *Realität* - d.h. auch seiner oder ihrer.

Dokumentationen über die Algenpopulation in antarktischen Gewässern sind sicher hochinteressant, aber Dokumentationen, die sich unmittelbar in der eigenen Gesellschaft abspielen, das eigene Leben berühren, lösen ***starke*** Gefühle aus.

Die in diesem Buch erzählten Geschichten sind solche Dokumentationen.

Meine Geschichten sind kurz. Sie sollen nicht dem Zweck der egozentrischen Selbstdarstellung dienen oder gar Voyeurismusneigungen befriedigen. Sie sollen einen Lebensabschnitt beleuchten, wie er sich in Millionen anderen Familien abspielen könnte und auf die eine oder andere Weise tatsächlich abspielt.

Meine Geschichten sind auch nichts Besonderes. Sie beschreiben einfache Tatsachen, das Alltagsleben von ganz normalen Menschen, die gesellschaftlichen Veränderungen in den letzten Jahren, wie sie keine der Generationen je zuvor erleben konnte.

Menschen interessieren sich für andere

Sie sind neugierig – eine der wesentlichen Eigenschaften des Mensch-Seins, die ihn befähigen, sich an veränderte Lebensbedingungen anzupassen – ein *Muss* für das Überleben einer Spezies. Sie wollen wissen, wie andere denken und fühlen. Sie wollen wissen, wie andere ihr Leben meistern, Probleme lösen und Schwierigkeiten überwinden. Mitgefühl und Anteilnahme sind grundsätzlich, von Geburt an, im Mensch-Sein verankert, eine die Spezies ausmachende Eigenschaft.

Auch diese Eigenschaft ist mit verantwortlich dafür, dass authentische Geschichten und Erzählungen sich immer der Beliebtheit erfreuen werden. Dokumentationen ermöglichen den klassischen Wissenstransfer, der es Menschen erlaubt, von den Erfahrungen *anderer* zu profitieren.

Menschen sind lernfähig

Stimmt die innere Motivation, sind Menschen zu Leistungen fähig, die sie selbst nicht für möglich gehalten haben. Der Pioniergeist wohnt dem Menschen inne und lässt ihn sogar auf dem Mond landen. Zukünftige Herausforderungen werden die Lernfähigkeit des Menschen in ganz besonderem Maße trainieren, denn wir steuern auf eine globale Veränderung zu, die sich derzeit in einer eklatanten Zunahme an länderübergreifenden Konflikten unübersehbar ankündigt.

Geschichten, die die reale Gegenwart spiegeln, können dazu beitragen, dass Missstände beseitigt werden, unter denen zukünftige Generationen gar nicht erst zu leiden haben.

*Humanität ist **das** Merkmal der Spezies Mensch*

Humanität ist das Merkmal, das uns von Tieren unterscheidet. Obwohl Teile unseres Menschseins Triebe und Instinkte umfassen, verfügen wir über ein Instrument, das es uns erlaubt, unsere Triebe und Instinkte zu lenken, zu steuern: unser ***Bewusstsein***. Wir sind als Menschen nicht unseren Trieben, unseren Instinkten ausgeliefert, sondern können unseren Willen und unsere Handlungen bewusst auf ein Ziel ausrichten, das außerhalb der Triebe und Instinkte angesiedelt sein kann.

Viele fiktive Geschichten und Erzählungen berichten von Protagonisten, die ihre Humanität für eine Heldentat einsetzten und dadurch schwierige Lebenssituationen meisterten.

Seit Jahrtausenden schlagen wir uns auch mit einer Eigenschaft unserer Spezies herum, die in der Tierwelt weitestgehend fehlt: der ***Gier***.

Und bei allen überwiegend positiven Eigenschaften des Menschen ist es die *un*menschliche und unersättliche Gier, die unsere gesamte Spezies heute in ihrer Existenz bedroht.

Ist Gier tatsächlich eine grundsätzlich menschliche Eigenschaft?

Die Antwort *muss* lauten: nein!

Denn… wäre dem so, gäbe es keine einzige Ausnahme bzw. *fehlende* Gier wäre eine *Abnormität*.

Was also lässt Menschen gierig sein?

Wonach gieren sie?

Und …

… wie können wir als Menschheit dieser Gier endlich Herr werden?

Betrachten wir die menschliche Gier einmal etwas näher.

Wie ein tödliches Krebsgeschwür, das den ganzen Globus infiziert hat, versucht es, sich alle humanen Eigenschaften einzuverleiben.

Mitgefühl, Wertschätzung, Liebe, Anteilnahme, Herzlichkeit, Verständnis, Achtung, Anerkennung, Hingebung, Respekt, Güte und Wohlwollen sind seine ***Leibspeisen***.

Die Gier ernährt sich ausschließlich von den ***wirklich*** humanen Eigenschaften, den Charakteristika, die das Menschsein ausmachen.

In früheren Jahren konnte Gier mit handfesten Menschen, mit körperlichen Wesen in Zusammenhang gebracht und geächtet werden. In der heutigen Zeit, im 21. Jahrhundert, versteckt sich die schlimmste Geißel der Menschheit hinter anonymen Einrichtungen, Konzernverflechtungen, entmenschlichten Institutionen, amtlichen Richtlinien, politischen Gremien, Korruption, Bestechung und Lobbyistentum.

Namenlos, Gesichtslos, scheinbar nicht greifbar.

Milliarden Normalbürgerinnen und –bürger bevölkern den blauen Planeten.

Zu diesen Normalbürgern gehöre ich.

Ich könnte mich mit einer einzelnen Ameise vergleichen, die in einem riesigen, nicht lobbyistisch organisierten Ameisenhaufen ein unscheinbares, vergängliches und unauffälliges Leben führt – genau wie die meisten der anderen Milliarden Ameisen.

Es sind unzählige „Normalverbraucher" – kurz gesagt: Normalos.

In der Regel schweigt die Mehrheit dieser Normalos, wenn es um politische Auseinandersetzungen, kontroverse Diskussionen unter Experten und Ausschweifungen linker, rechter oder religiöser Fanatiker geht.

Wird wieder einmal ein besonders schwerer Fall von menschlicher Gier publik und nimmt in allen Medien als Sensationsmeldung für höchstens 72 Stunden den ersten Platz ein, schütteln die Normalos Kopf. Sie haben genug mit der Meisterung ihres Lebens zu tun, zahlen ihre Steuern, Abgaben und Beiträge und sind die lautlose, unkomplizierte und scheinbar grenzenlos belastbare, tragende Säule unserer Gesellschaft. Eines der wichtigsten Merkmale dieser Bevölkerungsgruppe ist ihre scheinbare Trägheit und ihr Gehorsam.

Jede Regierung, ganz gleich welcher Couleur, *muss* sich auf dieses namenlose Fundament verlassen können, wie jedes Unternehmen auf die Ehrlichkeit, Loyalität und Folgsamkeit seiner MitarbeiterInnen bauen *muss*.

Ohne diese zuverlässige, charakterfeste, pflichtbewusste, gesichtslose Masse der Normalos würde nicht nur unser so genanntes demokratisches System zusammenbrechen. Die Geduld, die Langmütigkeit und das *Wertesystem* der Normalos sind nicht in Zahlen darstellbar – weil *unbezahlbar*. Dieses *Wertesystem* erscheint in keiner Bilanz, obwohl es ohne sie gar keine Bilanz *gäbe*.

Was wäre ein Unternehmen ohne solche Mitarbeiter?

Was wäre eine Regierung ohne solch ein Volk?

Was wäre eine Kirche ohne solche Gläubigen?

Wie hoch oder niedrig sollen Verantwortungsbewusstsein, Hingabe, Zuwendung, Hilfsbereitschaft, Liebe oder Wertschätzung beziffert werden? An welcher Stelle der Bilanz würden sie aufgelistet?

Würde der Steuerprüfer ihr Fehlen bei der Steuerberechnung berücksichtigen und dem Unternehmen einen Nachlass gewähren? Oder bei ausgeprägten Werten dieser Art gar einen Steuer*zuschlag* erheben?

Wer sich die „Bezahlung", die *volkswirtschaftliche* Wertschätzung derjenigen anschaut, die diese Eigenschaften bei ihrer Berufswahl in den Mittelpunkt stellen, darf erkennen, dass ausgerechnet die Berufe, in denen Menschlichkeit an oberster Stelle steht, am schlechtesten bezahlt, ja manchmal sogar überhaupt nicht bezahlt werden: Altenpfleger, Krankenschwestern, Mütter, Ehefrauen und -männer – nur um einige wenige zu benennen.

Es gibt nur ganz wenige Indikatoren, die gravierende Veränderungen innerhalb der namenlosen Mehrheit von Normalos aufzeigen. Umso bedeutsamer sind sie und sollten solche Veränderungen *Beachtung* finden. Die an Macht- und Schaltstellen positionierten Führungskräfte *müssen* Alarm schlagen, wenn sie solche, zunächst leisen Hinweise bemerken und so schnell wie möglich dem erkennbaren Trend gegensteuern.

Eine hohe Mitarbeiterfluktuation in Unternehmen weist auf ein Management hin, das über fehlende Führungsqualitäten verfügt.

Dass die Profitgier in Unternehmen häufig dazu führt, dass Wenigen zu viel Arbeit aufs Auge gedrückt wird – von wegen personeller Umstrukturierung – ist allgemein bekannt (siehe Pflegepersonal). Die Krankheitsrate in diesen Berufen spricht eine laute und eindeutige Sprache.

Es gibt einige Beobachter, die laut nach einer gravierenden Veränderung rufen. Viele Politiker, Wissenschaftler und Führungskräfte haben sich bereits zu Wort gemeldet.

Aber sie scheitern an einer undurchdringlichen Mauer: der unersättlichen **Profitgier**!

Demgegenüber finden sich Vertreter einer Minderheit, die das Bild der Medienlandschaft beherrschen. Ich bezeichne sie gern als tanzende Affen.

Sensationen, Skandale und extreme Verbrechen sind die Stoffe, aus denen veröffentlichungswürdige Informationen gewebt werden. Tagtäglich werden wir mit Affenszenen gefüttert, in Atem gehalten und vom Wesentlichen abgelenkt – dem Leben in seiner ganzen Vielfalt, Schönheit und Unendlichkeit.

In einer Welt, in der Nachrichten und Informationen binnen Sekunden von einem Punkt des Globus zu Myriaden anderer Punkte fliegen, wird die Praxis der Geheimhaltung ethischer Schweinereien immer schwieriger. Konnten in früheren Jahren Unternehmen die größten Sauereien mit ihren Mitarbeitern unbemerkt anstellen, wachen heute (manchmal noch) Gewerkschaften und andere Arbeitnehmervertretungen über das Verhalten von Vorständen und Konzernleitungen (zumindest in vielen Unternehmen in der westlichen Welt).

Die moralische und ethische Sauereien fabrizierenden Drahtzieher müssen sich deshalb immer tiefer in dunkle Löcher verkriechen, denn schummerige Hinterzimmer werden zunehmend rar. Und nichts scheuen der unehrenhafte Gauner, der zur Willkür neigende Beamte und der machtbesessene Vorstand mehr, als das Licht der Öffentlichkeit. Das moralisch-ethische Image muss *unbedingt* erhalten bleiben!

Ohne dieses Image würden sie alle ihrer Pfründe beraubt.

Viele Vertreter der vermeintlichen Elite haben in der Regel nur eines im Sinn: die Masse der Bevölkerung muss *in der Spur* bleiben. Auf keinen Fall darf die Beziehung zwischen „wir oben“ und „ihr unten“ ins Wanken geraten. Das Festhalten an diesem Prinzip ist für die „da oben“ *überlebenswichtig*, ziehen ja ausschließlich *sie* aus dieser Konstellation ihre Vorteile und Privilegien.

Wer sich die Menschheitsgeschichte anschaut, kann leicht erkennen, dass diese Vorgehensweise über Jahrtausende hinweg bis heute ihre „Gültigkeit“ nicht verloren zu haben scheint. Seit jeher galt es, das „gemeine Volk“ *unter Kontrolle* zu halten, zu gängeln und zu melken. Gelingt dies nicht mit ‚legalen‘ Mitteln, werden sie einfach mittels neuen Gesetzen legalisiert. Und wenn gar nichts mehr geht, wird – wie schon immer – Gewalt als Maßnahme verwendet, um diesen Status quo zu erhalten oder wiederherzustellen.

Was galt und gilt schon ein einzelnes Menschenleben? Was bedeutet eine einzelne Ameise in einem Milliarden zählenden Haufen?

Könige, Religionsgründer, Feldherren, Päpste und Anführer, die Kriege, Konflikte und gewalttätige Auseinandersetzungen schüren, *müssen* eine solche Einstellung in sich tragen. Menschenverachtung gehörte schon immer zu den Eigenschaften vieler Vertreter selbsternannter Eliten. Die Geschichtsbücher sind voll von solchen Beschreibungen. Schon in der Bibel sind sie zu finden.

Diejenigen, die der Elite die Gefolgschaft oder den Gehorsam verweigerten, galten als Feinde, die es auszuschalten galt und noch immer gilt. Andersdenkende mussten zum Schweigen gebracht werden. Standen in früheren Zeiten Gewalt gegen den Körper der Gegner im Vordergrund zur Beugung Andersdenkender, wie es heute noch (nicht nur) bei den so genannten extremen Islamisten der Fall ist, haben sich die Vorgehensweisen in den „zivilisierten“ Ländern der so genannten Ersten Welt eher verfeinert. Die Gewalt gegen die Psyche hinterlässt ja – zunächst – keine *sichtbaren* Spuren. Durch simple Gesetze kann jede Randgruppe, jeder Andersdenkende kriminalisiert werden. (Das *Gewalt*monopol des *Staates* ist ja schließlich gesetzlich verankert!) Aber diese Verfeinerung reicht in der heutigen Zeit kaum noch aus, um die Masse zu kontrollieren.

Es mussten deshalb weitere Möglichkeiten gefunden werden, die Aufmerksamkeit der Denkenden in eine *gewünschte* Richtung zu *dirigieren*. Nichts ist für einen privilegierten Zirkel gefährlicher, als eine wachsende Zahl von *denkenden* Menschen, die „das perfide Manipulationsspiel“ zu durchschauen beginnen.

Auf der Suche nach Verfeinerung der Ablenkungsmanöver und Manipulationsmethoden erhielten die elitären Zirkel massive Unterstützung durch die Wissenschaft, die noch immer darüber streitet, was Psyche, Seele, Geist und Gefühle sind. Diese substanzlosen Elemente sind nun einmal nicht unter das Mikroskop zu zerren.

Noch im letzten Jahrhundert unterstrich Bertrand Russel, dass Gefühle in der Wissenschaft nichts zu suchen hätten. Er versäumte nicht zu erwähnen, dass diese Ausgrenzung gleichzeitig eine der schwerwiegendsten „Sünden“ wissenschaftlichen Vorgehens darstellt.

Das Problem wurde bis heute nicht gelöst! Aber… es gibt hoffnungsspendende Entwicklungen.

Während sich also die altehrwürdigen Wissenschaften als Teil der Elite noch immer über die Definition und den Status der Emotionen und Gefühle streiten, machen sich Werbefachleute, Politiker und Unternehmensführungen genau diese unsichtbaren Stoffe nutzbar – wie der Klerus es bereits seit *Jahrtausenden* erfolgreich praktiziert – aber zunehmend seine „Schäfchen“ und damit die Gefolgschaft verliert.

Im Zentrum der menschlichen Sehnsüchte und Bedürfnisse finden sich nur wenige Dinge:

Ein Dach über dem Kopf, in dem es im Sommer nicht zu heiß und im Winter nicht zu kalt ist; genügend Nahrung, Wasser und Kleidung; Menschen, von denen sie gemocht werden; den einen oder anderen Menschen, für den sie etwas Besonderes sind; das Aufziehen ihrer Nachkommenschaft; ein friedliches und harmonisches Gesellschaftsgefüge; medizinische Versorgung und Hilfe in Notsituationen.

Die Maslowsche Pyramide zeigt dies verständlich auf.

Werden diese Bedürfnisse befriedigt und können sich Menschen in ihrer Einzigartigkeit entfalten, herrscht Frieden. Aber mit Frieden, Harmonie, Gesundheit und Wohlstand für ***alle*** kann kein Geld verdient, geschweige denn ein Vermögen zusammengerafft werden. Was wird dann aus denen „da oben“?

Deren Problemlösung ist recht einfach, vielfach geprüft und bewährt: Schaffe eine künstliche Verknappung eines dieser Grundbedürfnisse…

… und schon kann der Affentanz der *globalen* Profitgeier beginnen, ohne dass die schweigende Mehrheit etwas davon mitbekommt.

Der Ölhahn wird ein wenig zugedreht – und schon gibt es Autofreie Sonntage (wie in den 70er Jahren).

Immer neue Produkte, die als „must-have“ angepriesen werden, jährlich neue Automodelle, die noch mehr Luxus bieten, gesetzliche Richtlinien, die in Form von Wärmedämmungsverordnung, Abgasverordnung (Mauscheleien werden jahrelang verschleiert und der Betrug am Normalo locker in Kauf genommen) oder Kanalsanierungsverordnung ins Leben gerufen werden – sie alle dienen dazu, die Aufmerksamkeit des Normalbürgers in die *gewünschte* Richtung zu *diktieren.* Die perfekte Manipulation!

Gewünscht – *von wem*?

Vor lauter Verordnungen, Richtlinien und staatlichen Vorgaben, die jeder Normalo zu erfüllen *hat*, bleibt ihm weniger Lebenszeit und Lebensenergie, um sich zu fragen – wozu das Ganze? *Wem* ist dieser ganze Firlefanz überhaupt *dienlich*? Wer frönt hier dem Kontrollwahn und wozu?

Atemlos hechelt der Normalo hinter den Anforderungen von denen „da oben“ hinterher, als wäre er tatsächlich gezwungen, die Vorgaben zu erfüllen, um überhaupt ***leben zu dürfen***.

Zur (Vor)Beugung Andersdenkender bedienen sich elitäre Zirkel heute zunehmend der Methodik des Mürbemachens. Das mittelalterliche Mürbemachen bestand in der physischen Folter, die heute durch die psychische Folter ersetzt worden ist – unterstützt von entsprechender Gesetzgebung.

Die Werbung bombardiert den Zuschauer mit Botschaften, verpackt in Alltags-Bildern, die auf emotionale Wirkungen zum Kauf der angepriesenen Produkte abzielen. Politiker erlassen Gesetze, die *jede* Behörde dazu einsetzt, Bürger mit einer Papierflut zu überschwemmen, damit sie gar keine Zeit für das Denken, schon gar nicht für ein *Anders*denken aufwenden können.

Konzerne und Politiker als „Abteilungen“ ein und derselben Elite mit der gleichen Zielsetzung, haben eine Dokumentationspflicht (*Beweis*-Pflicht) für alle möglichen Berufe eingeführt, die in manchen Fällen mehr Zeit verschlingt, als die eigentliche Berufsausübung. Selbst sehr gut ausgebildete Steuerberater z.B. können die Steuergesetzgebung kaum mehr durchschauen. Wie sollte es dann erst einem Normalbürger gelingen?

Dazu kommt eine Justiz, die durch dauerhafte Unterbesetzung und steigende Wehrhaftigkeit der Bürger in eine

Zeitverzögerungsschleife gezwungen wird, die auf jeden Andersdenkenden abschreckend wirken *soll*.

Ein nicht endender Affentanz in Kreisform, der seinen Abwärtstrend als Spirale schon lange begonnen hat.

Wer sich von all den ununterbrochen eingesetzten Nebelmaschinen dennoch nicht blenden lässt, bei dem wird darauf gesetzt, dass die massive und gezielte Bombardierung mit Paragraphen aus Gesetzen, die kein Normalo versteht oder nachvollziehen kann oder – *noch besser* – durch einfaches Ignorieren seiner Bemühungen das Handtuch wirft und sich den staatlich verordneten oder abgesegneten Forderungen letztlich *doch* beugt.

Wie einfach ist es, überhöhte Forderungen zu stellen, gegen die ein Normalo erst einmal Gegen*beweise* liefern *muss*. Reicht die Anzahl der Formulare nicht aus, kommt die Ignoranz zum Tragen. Lässt sich der Betreffende auch davon nicht bremsen, greift der nächste Abwehrmechanismus:

Der Fiskus und auch andere, oft halbstaatliche Körperschaften, plündern das Konto des Betreffenden. Wie dieser dann seinen Alltagsverpflichtungen nachkommt – wen interessiert das? Am Ende steht möglicherweise ein Gerichtsverfahren, das Jahre später dem Betreffenden vielleicht Recht gibt, aber er ist finanziell, körperlich und psychisch am Ende. Also – es funktioniert *doch*!

Habgier, Machtgelüste und Menschenverachtung sind die Hauptbestandteile eines Manipulationssystems, das aus dem Ruder läuft. Die Profitgier einiger heutiger, elitärer, gesichtsloser Kreise ist unersättlich.

Sie kriegen den Hals nicht voll!

Das hat mit Mensch-Sein, dem Humanwesen, nichts mehr zu tun.

Das Fatale ist, dass es selten Einzelpersonen sind, die sich bereichern wollen, sondern es sind Drahtzieher, die sich ***hinter*** Institutionen, Behörden, Gesetzen, Konzernen, Konzernverflechtungen, Globalisierungsgeschwafel und Wettbewerbsgeschwätz verstecken.

Eines der schlimmsten und folgenschwersten Beispiele für diese schwarzen Löcher an Profitgier und Machtmissbrauch sind einige gesetzliche Krankenkassen und ihre Spitzenverbände sowie – ganz besonders – private Krankenversicherer.

Die Rücksichtslosigkeit, Abgebrühtheit, Erbarmungslosigkeit und Menschenverachtung dieser Institutionen ist nicht nur aus meiner Sicht und aus eigener Erfahrung kaum mehr zu steigern. Und… sie haben ihre Helfer im Bundestag, Landtag und auf kommunaler Ebene, die entsprechende Gesetze im *elitären* Sinne verabschieden – obwohl sie dem *Souverän* (sprich Normalo) verpflichtet sind und von demselben *bezahlt* werden – oder sollte man besser sagen, die ausgeplündert werden?

Mit der Agenda 2010 z.B. wurde eine „Kaste“ in Deutschland eingeführt, in der jegliche Humanität, Menschenwürde und Mitgefühl ausgeklammert wird: dem Hartz IV Empfänger.

Man bemerke: Empfänger (!) - wer ist der *Gebende*?

„Der anonyme Staat“.

Kein Aufschrei geht durch Deutschland, denn betroffen sind ja *nur* die Normalos, die Ameisen, die unendlich belastbare Masse der Bürger, die gerade mit dem Ausfüllen von Formularen für irgendwelche Behörden oder der Beschaffung von „vorgeschriebenen“ Nachweisen ihrer Angaben beschäftigt ist, Dokumentationspflicht genannt. Wieso muss jeder Normalo seine Ehrlichkeit *beweisen*? Wird von vorne herein seine Unehrlichkeit vorausgesetzt? Oder schließen „die da oben“ *automatisch* von sich auf „die da unten“?

Und wozu dient diese Dokumentations- oder Beweispflicht?

… um theoretisch-intellektuelle Zahlenspiele zu betreiben, die die wahre asoziale Profitgier, die sich dahinter verbirgt, zu verschleiern?

Aber…

… in jüngster Zeit gibt es Organisationen, die weltweite Petitionen über das Internet verbreiten und für Einzelfälle Unterstützung suchen – und *bekommen.*

Organisationen wie Avaaz.org oder change.org nehmen häufig Einzelfälle von behördlicher Willkür zum Anlass, Unterstützung durch Normalos zu bekommen. Und das weltweit!

Es bilden sich vorübergehende Lobbys, die tatsächlich Einfluss nehmen. Binnen kurzer Zeit werden Hunderttausende oder gar Millionen Unterschriften gesammelt, die kaum ein Unternehmen oder eine Behörde ohne Weiteres ignorieren *kann.*

Auch wenn es Ausnahmen gibt – wie bei dem skrupellosen und menschenverachtenden Ausradieren der Berufsgruppe der Hebammen. In diesem Fall zeigen sich Bundesministerien, Behörden und Versicherungen immun gegen Hunderttausende von Unterschriften, und der Wille des Volkes wird… ignoriert. *Ein ungeheuerlicher Fall von Arroganz, Willkür und Machtmissbrauch!*

Von der Unmündigkeit und Trägheit der Masse überzeugt, werden die Fundamente der Demokratie mit einem unsichtbaren Presslufthammer bearbeitet.

Und wozu?

Einzig und allein aus Profitgier!

Manchmal jedoch reicht es aus, dass die Öffentlichkeit – der normale Bürger – von den Vorhaben der jeweiligen Behörde oder des Unternehmens erfährt und die verantwortlichen Entscheider machen prompt eine Kehrtwende.

In dem Augenblick, in dem ein Unternehmen oder eine Behörde in den Fokus der Öffentlichkeit gerät, könnte das mühsam aufgebaute Image der jeweiligen Einrichtung hässliche Kratzer und die peinlich saubere Weste ein paar unerwünschte Blutspritzer abbekommen.

Umsatzeinbußen für Unternehmen sind die zwangsläufige Folge, die jeder Konzern zu vermeiden sucht wie der Satan das Kreuz.

Das gilt natürlich ganz besonders für sensible Bereiche des Lebens wie Krankenversicherungen, in denen das *Vertrauen* der Kunden die Grundlage der Geschäftsbeziehung bildet. Angesichts des Wettbewerbs kann ein massiver Vertrauens*verlust* zu hohen Einnahmeverlusten und damit Gewinneinbußen führen. Und dann haben gerade diese Unternehmen ein massives Problem, denn *Vertrauen* ist einer der Werte, die im System der Normalos eine sehr *große* Rolle spielt, aber im System der jeweiligen Unternehmen (z.B. Institution Krankenversicherer) durch das Raster fallen. Der Kunde (Patient) vertraut – und wird dafür abgezockt!

Hier finden sich die krassesten Beispiele, wie Gier sich der menschlichen Werte bedient und davon zu profitieren sucht.

Die Geschichten, die ich in diesem kleinen Buch zusammengetragen habe, können sicherlich für viele andere Geschichten stehen. Die Überzeugung, die mich veranlasst hat, diese Geschichten aufzuschreiben, lautet:

Akzeptiere niemals das Unakzeptable.

Die folgenden Berichte sind Dokumentationen. Betroffene haben mir ihre ganz persönliche Geschichte erzählt. Namen, Zeiträume und Orte habe ich geändert, um die Anonymität der Betroffenen zu gewährleisten.

Anna F.

Meine Geschichte begann 1992, als ich Ende 20 war.

Nach vielen Jahren als Angestellte in einem großen Handelsunternehmen als Einzelhandelskauffrau, machte ich mich, als mein zweites Kind drei Jahre alt war, selbständig. Ich eröffnete einen Kiosk. Nur 200 m von meinem Zuhause entfernt und mit tatkräftiger Unterstützung meines Mannes und meiner Mutter war ich sicher, erfolgreich sein zu können.

Mein Tag begann in der Regel um fünf Uhr morgens, denn viele meiner Kunden holten schon um sechs Uhr ihre Brötchen und die Tageszeitung. Mein erstes Kind, Manuela, kam im Herbst in die Schule und Daniel, mein Jüngster, sollte bald einen Platz im Kindergarten bekommen. Meine Mutter half im Haushalt, unterstützte mich im Geschäft und mein Mann ging einer geregelten Arbeit nach.

Gerade, als der Kiosk gut anlief, nach etwa eineinhalb Jahren, wurde mein Mann arbeitslos. Für ihn, als gebürtiger Türke, kam dieser Umstand einer persönlichen Niederlage gleich. Sein Selbstwertgefühl sank schlagartig auf den Nullpunkt und es war für mich sehr schwierig, ihn moralisch aufzubauen. Mit Gelegenheitsjobs versuchte er nach Kräften, seinen Beitrag zu leisten, doch ich sah, wie schwer ihm dieser Zustand zu schaffen machte. Weil er eine recht gute Abfindung erhalten hatte, wurde ihm kein Arbeitslosengeld gewährt und wir waren auf die laufenden Einnahmen aus dem Kiosk angewiesen. Da der

Betrieb florierte, war es mir möglich, die Familie einigermaßen über Wasser zu halten.

In dieser Zeit veränderte sich mein Mann ganz erheblich. Aus dem einst liebevollen Mann war ein unausstehlicher Macho geworden, der seinen Frust an mir ausließ. Es war das erste Mal, dass ich ihn nicht mehr verstand. Aber ich fand die Entschuldigung für sein Verhalten in seinem andersartigen, kulturellen Hintergrund.

Vier Jahre dauerte es, bis mein Mann Arbeit fand und das Verhältnis zwischen ihm und mir sich wieder ein wenig entspannte. Ich war sehr erleichtert und das Geschäft ging recht gut. Ich war stolz, dass ich es geschafft hatte, meinen kleinen Kiosk auch durch diese harte Zeit erfolgreich durchzubringen. In den folgenden Jahren schien alles bestens zu laufen, auch wenn die Gewinne nicht allzu üppig ausfielen. Ich war zufrieden.

Dann, im Jahre 2005, meldete sich das Finanzamt und ich hatte die Steuerprüfer im Haus. Ich machte mir keine allzu großen Gedanken, denn ich hatte alles, was mit Steuern zu tun hatte, meinem Steuerberater überlassen. Ich war sicher, dass alles in Ordnung war.

Ende 2005 kam dann der *Schock*: das Finanzamt verlangte von mir 12.000 Euro Nachzahlung. Ich verstand die Welt nicht mehr.

Woher sollte ich das Geld nehmen? Ich war froh, dass ich mit den kargen Gewinnen ein Zubrot verdiente. Durch die lange Arbeitslosigkeit meines Mannes waren sämtliche Rücklagen aufgebraucht.

Dass sich mein Mann nie wirklich für meine Selbständigkeit interessiert hatte, wusste ich schon lange. Ich führte das auch darauf zurück, dass er aus einem anderen Kulturkreis kam und in seinem Denken, Frauen einen anderen Stellenwert einnahmen, als in der deutschen Kultur.

Doch in dieser Zeit, als es darum ging, das Geld für die Steuerschulden aufzutreiben, fühlte ich mich erstmals wirklich im Stich gelassen. Er tat so, als ginge ihn diese Steuerschuld nicht das Geringste etwas an. Letztlich nahm ich bei meiner Bank einen Kredit auf und hinterlegte dafür meine Lebensversicherung als Sicherheit. Als Selbständige hatte ich versucht, bis zum Ende meines Arbeitslebens eine kleine Rente anzusparen. Aber diese Ersparnisse mussten jetzt als Sicherheit herhalten. Nur auf diese Weise konnte ich die Nachzahlungsforderung des Finanzamtes begleichen.

Nach diesem Vorfall hatte sich mein Leben verändert.

Nie wieder würde ich dieselbe sein wie zuvor.

Meine Begeisterung, meine Motivation und meine Freude an meiner Tätigkeit waren mit dieser Steuerprüfung und der Nachzahlung vollständig den Bach hinunter gegangen.

Ohne es wirklich wahrzunehmen, begann unmittelbar nach dieser schrecklichen Erfahrung mein innerer Rückzug. Ganz allmählich rutschte ich immer tiefer in eine handfeste Depression. Ich wollte aussteigen; den Kiosk schließen; am besten sofort verkaufen.

Doch ich war durch Verträge gebunden – insbesondere durch den Mietvertrag.

Ich hätte aussteigen können, aber nur, sofern ich einen Nachfolger für den Mietvertrag und den Kiosk hätte präsentieren können. Die Miete für den kleinen Laden erschien jedem Interessenten, und es gab einige, viel zu hoch. Aber die Vermieterin war nicht bereit, über den Mietzins zu verhandeln. Deshalb gelang es mir nicht, einen Nachfolger zu finden.

Ich erlebte meine Tätigkeit zunehmend als Belastung. Ich verlor meine Bindung an das Geschäft, das ich einst mit solch großer Begeisterung begonnen hatte. Ich fühlte mich an den Kiosk angekettet – wie in einem Gefängnis eingesperrt.

Und dann stellte ich mit Schrecken fest, dass ich durch meine Selbständigkeit sämtliche Freundschaften und sozialen Bindungen vernachlässigt hatte. Vor allen Dingen hatte ich mich selbst völlig aus den Augen verloren. Alles in den vergangenen 13 Jahren war wichtiger gewesen als ich selbst.

Ich kam aus meinem Kiosk nicht mehr raus. Und da ich keinen Nachfolger fand, machte ich weiter. Die Umsätze stimmten noch immer und ich hatte mein kleines Einkommen, aber die Freude war verschwunden und eine zunehmende Unruhe hatte sich in mir breit gemacht. Ich fühlte mich angetrieben, wie mit einer inneren Peitsche, die ständig knallte: „Du musst! Du musst! Du musst!“

Im Herbst 2007 begannen die Schlafstörungen. Nachts kam ich nur noch für vier oder fünf Stunden zur Ruhe und erlebte mich wie ein Hamster im Laufrad, der nur noch mechanisch funktionierte.

Die Schlafmittel, die mir von meiner Hausärztin verschrieben wurden, halfen nicht. Ich wurde immer depressiver, Noch nie hatte ich mich derart allein und verlassen gefühlt. Es war niemand da, der mich auch nur ansatzweise verstand. Selbst meine Mutter schüttelte den Kopf und versuchte, mich zu ermuntern. Sie meinte, ich solle mich nicht so hängen lassen, mehr essen und viel an der frischen Luft spazieren gehen. Es waren genau die Argumente, die sie in *ihrem* Leben zu hören bekommen hatte, wenn es ihr einmal nicht gut ging. Sie ahnte nicht, dass sie mir damit das Leben nur noch schwerer machte, als es ohnehin schon war.

Ende 2007 war ich fix und fertig und suchte nach Hilfe. Mir war klar, dass ich dringend psychologische Unterstützung brauchte.

Ich fand eine Psychiaterin und Psychologin, die mir bei den Terminen ganze 20 Minuten widmete. Zuhören, Mitfühlendes Verstehen oder gar eine Therapie lernte ich nicht kennen. Ich bekam Medikamente, die meine Symptome dämpfen sollten.

Aber ich spürte, dass mein Zustand sich verschlimmerte. Ich *musste* etwas unternehmen. Ich bat deshalb die Psychiaterin um eine Klinik-Einweisung, weil ich mir dort intensive Hilfe versprach, um wieder auf die Beine zu kommen

Meinen Wunsch kommentierte die Psychiaterin mit dem Satz: „Ich stelle Ihnen ohne Probleme die Einweisung aus, aber ich weiß nicht, was Sie da wollen."

Was für eine Einstellung!

Ostern 2008 ging ich also auf eigenen Wunsch in eine psychiatrische Klinik. Ich blieb drei Monate dort. Rückblickend kann ich sagen, dass in diesen drei Monaten keine echte Therapie stattgefunden hatte. Außer Medikamente und ab und zu ein wenig Beschäftigung waren die drei Monate ohne eine wirksame Hilfestellung vergangen.

Allerdings hatten drei Monate des Abstands aus dem Alltagsleben den Erfolg gebracht, dass ich innerlich wieder etwas zur Ruhe gekommen war. Es ging mir besser als vor dem Aufenthalt.

In diesen drei Monaten hatte meine Mutter mit Hilfe meines Mannes den Kiosk geführt. Doch unmittelbar nach meiner Rückkehr erkrankte sie schwer, so dass ich zurück ins Laufrad stieg.

Wieder wollte ich den Kiosk verkaufen, aber mein Mann war jetzt dagegen und wollte unbedingt, dass ich den Betrieb fortführte. Er hatte sich an das Kioskleben gewöhnt und erkannte nicht, wie unsere Ehe unter der Lebensführung zu leiden begonnen hatte.

Direkt nach meiner Rückkehr aus der Klinik besorgte ich mir eine Liste von Psychologen und begann, zu telefonieren.

Die nächste, bei der ich einen Termin bekam, war eine Psychologin, die mir in der dritten Sitzung mitteilte: „Ich kann mit Ihnen nicht arbeiten." Ich war wie vom Donner gerührt und ging, ohne zu fragen, nach Hause. Sie hatte mir keinen Grund für Ihre Mitteilung genannt.

Geht man als Profi so mit Menschen um, die Hilfe suchen?

Also begann ich erneut zu telefonieren.

Wieder geriet ich an eine Psychologin, bei der ich allerdings bemerkte, dass *ich* nicht bereit war, sie an mich heranzulassen. Die Chemie stimmte nicht. Vielleicht war ich aber auch durch ihre Vorgängerin vorsichtiger und misstrauisch geworden. Ich brach die Behandlung ab und begann erneut zu telefonieren.

Von einem Psychiater erhielt ich weiterhin meine Medikamente, die ich in der Klinik bekommen hatte. Als Psychologe kam er für mich nicht in Frage, denn er war mir auf Anhieb sehr unsympathisch.

Also – wieder telefonieren!

Dann, im Sommer 2009, fand ich eine Psychologin, zu der ich auf Anhieb Vertrauen fasste und die offensichtlich auch mit mir zurechtkam.

Bei dieser Frau begann endlich das, was ich heute als Therapie erkennen kann. Sie nahm sich Zeit, hörte mir zu und hat mir immer wieder Mut gemacht. Bis zu diesem Zeitpunkt hatte mir kein Mediziner sagen können, was mir fehlte.

Diese Psychologin bestätigte mir zum ersten Mal eine posttraumatische Belastungsstörung, einen totalen Erschöpfungszustand mit schwerer depressiver Episode und einen handfesten Minderwertigkeitskomplex. Nur ganz allmählich arbeitete ich mit ihr an den tieferen Schichten meines Unterbewusstseins.

Nie war mir bewusst gewesen, wie sehr ich emotional von meinem Mann abhängig war. Erst durch die vielen Gespräche mit der Psychologin wurde mir das klar. Gemeinsam arbeiteten wir intensiv an einer Lösung.

Im gesamten Jahr 2009 war es uns nicht gelungen, einen Nachmieter für meinen Kiosk zu finden, was mich sehr belastete.

Im Frühjahr 2010 verschlimmerten sich meine Schlafstörungen erneut und meine Hausärztin empfahl mir, bei einem Notfallpsychiater Hilfe zu suchen. Natürlich suchte ich ihn sofort am nächsten Tag auf.

Um sechs Uhr stand ich auf, nahm den Bus und war sehr früh an der Praxis. Doch es wartete bereits eine Menge an Hilfesuchenden. Ich verlängerte die Schlange der Wartenden und es kamen immer mehr, die den Notarzt aufsuchen wollten.

Endlich an der Rezeption angekommen, erhielt ich die Wartenummer 9. Neben den Notfallpatienten versorgte der Psychiater natürlich auch noch seine Patienten, die einen Termin hatten. Ich war die vorletzte Patienten, die als Notfall angenommen wurde. Die Hilfesuchenden ab der Nr. 11 mussten unverrichteter Dinge nach Hause gehen und ihr Glück an einem der kommenden Tage erneut versuchen.

Die offizielle Sprechstunde begann um 09:00 Uhr.

Ich wurde um 12:15 Uhr endlich aufgerufen. Da ich bereits um 07:30 Uhr vor der Tür gestanden hatte, bedeutete das: vier Stunden und 45 Minuten Wartezeit hatte ich überstanden. Und das für knappe 20 Minuten Gespräch mit dem Arzt, der mir eine Depression bestätigte und mir Hinweise gab, wie ich durch Atemübungen eine gewünschte Entspannung erfahren würde.

Für 250.000 Einwohner in meiner Stadt gab es nur eine einzige Notfallpraxis dieser Art.

Warum?

Der Bedarf ist *sichtbar* riesengroß. Weshalb gibt es in den großen Städten nicht mehr davon?

Im Sommer 2010 landete ich erneut in der psychiatrischen Klinik. Vier Wochen brauchte ich, um wieder einigermaßen auf die Beine zu kommen.

Danach willigte mein Mann ein, den Kiosk zu verkaufen.

Endlich!

Nach diesem Klinik-Aufenthalt ging es mit mir bergauf. Ich ging weiterhin zu der Psychologin und wir machten große Fortschritte. Ich hatte mich lange nicht so gut gefühlt wie in dieser Zeit. Das Jahr 2011 war für mich gesundheitlich eine Stabilisierungsphase, denn mein Mann hatte den Kiosk jetzt offiziell übernommen und ich war „nur noch“ als Aushilfe tätig.

Da mein Mann in der Firma, für die er inzwischen arbeitete, im Schichtdienst tätig war, konnte er den Kiosk sehr gut „nebenbei“ managen. Sein Arbeitgeber hatte seine Zustimmung für diesen „Nebenjob“ gegeben.

Endlich war ich auf dem richtigen Weg. Ich fühlte mich erleichtert.

Anfang 2012 setzte ich, weil es mir derart gut ging, die Medikamente eigenmächtig ab. Ich war sicher, dass ich sie nicht mehr benötigte.

Es dauerte keine zwei Monate, dass ich einen Absturz erlebte, wie ich ihn nicht für möglich gehalten hätte. Ich verkroch mich nur noch in meinem Bett und wollte nichts mehr sehen oder hören. Mit jedem Tag intensivierten sich Selbstmordgedanken und ich spürte, dass ich jetzt *ganz dringend* Hilfe benötigte.

Diesmal blieb ich drei Monate in der Psychiatrie.

Was war passiert?

Niemand hatte mir gesagt, dass die Medikamente, dich ich einnahm, nur schleichend, das heißt allmählich abgesetzt werden durften. Psychopharmaka wirken wie Drogen und ihr plötzliches Ausbleiben ist mit einem so genannten „kalten Entzug" zu vergleichen. Mir wurde erklärt: die Synapsen im Gehirn flippen aus und das Nervenkostüm erlebt einen regelrechten Kollaps.

In der Klinik wurde ich medikamentös neu eingestellt und wurde erst entlassen, nachdem sichergestellt war, dass definitiv keine Selbstmordgefährdung mehr vorlag.

Nach meiner Rückkehr stieg ich vollständig aus dem Kioskbetrieb aus und mein Mann stellte eine Aushilfskraft ein.

Im Juli 2013 wurde der Kiosk geschlossen, denn alle Verträge waren ausgelaufen bzw. gekündigt worden.

Im Januar 2014 starb meine Mutter nach kurzer, schwerer Krankheit. Ich hatte in den Monaten zuvor ihre Betreuung übernommen und war diejenige, die sich um den Nachlass kümmerte.

Anschließend trat ich eine Reha-Maßnahme an. In diesen vier Wochen erfuhr ich zum ersten Mal eine Intensiv-Therapie, die natürlich auch den Erfolg brachte, den ich mir von Anfang an erhofft hatte.

Ich fühlte mich zunehmend wieder ‚ich-selbst'.

Mir war klar geworden, dass bei einer gezielten Therapie und bei entsprechender Diagnostik eine erfolgreiche Behandlung viel früher hätte einsetzen können – ja sogar *müssen.*

Ich hatte Glück, dass ich 2009 auf eine Psychologin traf, die mir ungeheuer viel Unterstützung gegeben hat. Ohne sie hätte es sicherlich noch weitere Jahre gedauert, bis ich auf die Füße gekommen wäre.

Wenn ich bedenke, dass ich von 2005 bis 2009 gebraucht habe, um *wirkliche* Hilfe zu bekommen, macht mich das ziemlich wütend. Ist das ein Gesundheitssystem, das das Wohl der Patienten im Sinn hat? Ich habe den Eindruck gewonnen und die schmerzhafte Erfahrung machen müssen, dass Patienten, die nicht in der Lage sind, ihre Interessen einigermaßen gezielt und massiv zu vertreten, in diesem System hoffnungslos untergehen.

Mir sind vier Jahre meines Lebens gestohlen worden.

Und warum?

Weil unser Gesundheitssystem nicht auf dem Ziel Heilung basiert, sondern nur auf Symptom-Behandlung ausgerichtet ist. Das Ziel ‚Heilung' ist offenbar zu teuer! Von der *Ursache* meiner Erkrankung – der fiskalischen Gesetzgebung – ganz abgesehen!

Von meiner Charakterstruktur her gehöre ich – Gott sei Dank – zu den rheinischen Frohnaturen, die sich so schnell nicht unterkriegen lassen. Ohne dieses Naturell wäre ich höchst wahrscheinlich nicht mehr am Leben.

Was ist das nur für ein System?

Nach meinem Klinikaufenthalt im Sommer 2010 gründete ich zusammen mit einigen anderen Patienten eine Selbsthilfegruppe, der ich auch heute noch angehöre.

Zusammengefasst und rückblickend kann ich sagen, dass zuerst das deutsche Steuersystem meine Lebensfreude und Lebensmotivation ermordet hat. Heute weiß ich, dass Steuerfahnder Prämien bekommen, wenn sie Nachzahlungen durchsetzen. Was das mit denen macht, die sich ein kleines Lebenswerk aufgebaut haben, durch das sie ein minimales Einkommen erwirtschaften, interessiert weder Behörden, noch deren Bediens-tete.

Sind das überhaupt noch Menschen, für die der Begriff >Human< eine Bedeutung hat?

Oder steht dahinter nicht ein anonymer „Staat“, der den Hals nicht vollkriegt?

Die Folgen, die das für mich hatte, sind Verlust der Lebensfreude und des Lebensmutes.

Die Gleichgültigkeit vieler Ärzte, Psychiater und Psychologen, mit denen ich zu tun hatte, erlebte ich als derart erschreckend, dass ich mich frage: „Wofür werden die eigentlich bezahlt?“

Neben dem Steuersystem, das meine Erkrankung verursachte und dem Gesundheitssystem, das meine Genesung massiv verzögerte, war der kulturelle Unterschied zwischen meinem Mann und mir ein großes Hindernis für meinen Genesungsprozess.

Männer aus diesen Kulturkreisen „ticken“ nun einmal anders, als wir Deutschen. Das ist nicht wertend gemeint, sondern einfach nur eine Feststellung. Die Denkweisen zwischen meinem Mann und mir gehen weit auseinander und als Frau kann ich nicht erwarten, dass ein Muslim sich meiner deutschen Denkweise anpasst.

Oder?

Roland B.

Meine Geschichte begann 1976, als ich 33 Jahre alt war. Kurz vor Weihnachten wurde ich als Beifahrer in einen schweren Autounfall verwickelt. Drei volle Tage lag ich im Koma. Als ich wieder wach wurde, erkannte ich die Frau an meinem Bett nicht und konnte auch nicht sprechen.

Erst nach einigen Tagen setzten sowohl mein Erinnerungsvermögen, als auch mein Sprachvermögen allmählich wieder ein. Mit der Frau an meinem Bett war ich verheiratet und sie erzählte mir, was genau bei dem Unfall passiert war. Ich selbst konnte mich an gar nichts erinnern. Ich hatte ziemlich schwere Kopfverletzungen davongetragen und quälte mich mit unerträglichen Kopfschmerzen herum.

Mein Zimmernachbar lag stocksteif in einem Streckverband, weil er sich, ebenfalls bei einem Autounfall, mehrere Halswirbel angebrochen hatte.

Schon damals waren die Stationen personell unterbesetzt und viele Handgriffe wurden von Hilfspersonal ausgeübt, um das qualifizierte Personal zu entlasten.

Als eine dieser Hilfskräfte an einem Morgen das Kopfteil meines Bettnachbarn mit einem Ruck in die Höhe aufrichtete, schrie er entsetzlich auf und ich drückte den roten Knopf. Sehr schnell war die Schwester im Zimmer und sah, was die Hilfskraft angerichtet hatte. Zum Glück überlebte mein Bettnachbar. Er hätte ohne weiteres an dieser unsachgemäßen Behandlung sterben können.

Nachdem meine Frau von dem Vorfall gehört hatte, ließ sie mich umgehend in ein anderes Krankenhaus verlegen, in dem ich dann noch weitere vier Wochen bleiben musste.

Das Zimmer in dieser Klinik teilte ich mit einem Patienten, der seinen Beruf als Schriftsteller vom Krankenbett aus ausübte. Er telefonierte ununterbrochen. Besucher gaben sich die Türklinke in die Hand. Es war für mich die Hölle. Meine Frau sorgte dafür, dass ich in ein Einbettzimmer verlegt wurde. Ich weiß bis heute nicht, wie sie das geschafft hat.

Insgesamt hat es fast 3 Jahre gedauert, bis ich soweit wieder hergestellt war, dass ich mich langsam in meinen beruflichen Alltag zurückkämpfen konnte.

Doch ich hatte mich verändert. Längst nicht mehr so belastbar wie vor dem Unfall, hatte ich auch ständig Konzentrations- und Gedächtnisschwierigkeiten. In den folgenden 10 Jahren hatte ich mich zwar an die Veränderungen gewöhnt, doch nie damit abgefunden.

Schließlich ging meine Ehe in die Brüche. Kurze Zeit später lernte ich meine zweite Frau kennen. 1991 zog sie bei mir ein und wir verlebten eine glückliche Zeit bis ich 2002 merkte, dass mich die Anforderungen im Beruf immer nervöser und fahriger werden ließen. Ich stand permanent „unter Strom“ und fürchtete, meinen Beruf nicht mehr ausüben zu können und damit meinen Job zu verlieren.

Weil ich von Kindesbeinen an ehrgeizig und arbeitsam war, stürzte ich mich noch mehr in meine Arbeit. Manchmal saß ich bis weit nach Mitternacht am Schreibtisch, um auch ja nichts zu versäumen oder zu übersehen.

Meine Frau hielt mir absolut den Rücken frei, obwohl sie selbst berufstätig war. Den Haushalt managte sie allein, kümmerte sich um das Kochen und sorgte dafür, dass ich stets ein frisch gebügeltes Hemd im Schrank hängen hatte.

Trotz aller Anstrengungen erreichte ich nicht die vom Unternehmen gewünschten Umsätze und mein Vorgesetzter, ein knochenharter Geschäftsmann, kündigte mir und meinen Kollegen die „eiserne Kontrolle“ an. Dennoch lief es bei meinen Kollegen und mir nicht so, wie die Geschäftsleitung sich das vorgestellt hatte. Zusätzliche Seminare, Schulungen und Meetings wurden angesetzt. Viele meiner Kollegen erkrankten in dieser Zeit und diejenigen, die ihren Außendienst verlässlich ausübten, wurden vom Chef ununterbrochen wie mit einer unsichtbaren Peitsche angetrieben.

Ich war knapp 60 Jahre alt und wusste, dass ich einer der ersten sein würde, der seinen Hut würde nehmen müssen, falls die Zahlen am Monatsende nicht stimmten. Der Druck, der auf mir lastete, steigerte sich von Woche zu Woche.

Ohne es zu merken, rutschte ich ganz allmählich in eine schlimme Depression. Ich reagierte aufbrausend und abwehrend, wenn meine Frau irgendeine Kleinigkeit von mir verlangte. Meine körperliche Verfassung ging rapide in den Keller und ich bekam regelmäßige, sehr heftige Kopfschmerzen. Hinzu kamen Schmerzen in den Schultergelenken, die ich mit recht hohen Dosen Schmerzmittel erträglich zu halten versuchte. Ich war streitbar, unleidlich und aggressiv. Verbissen versuchte ich, die Vorgaben der Geschäftsleitung und die berufliche Realität in Einklang zu bringen.

Im Innenverhältnis wurden wir Außendienstler noch immer nach dem gleichen Muster geschult wie vor 35 Jahren. Nur hatten sich die Kunden verändert. Das so genannte „hard-selling“ funktionierte nicht mehr. Doch die Geschäftsleitung interessierte das keinen Deut. Die Zahlen verschlechterten sich weiter und der Druck seitens der Unternehmensleitung wuchs beständig.

Nach einem Meeting in der Firma, in dem mein Vorgesetzter uns allen die Daumenschrauben androhte, kam ich nach Hause. Unseligerweise lud ich meinen Frust bei meiner Frau ab und es kam zu einem der vielen, mittlerweile regelmäßigen Streitgespräche mit ihr. Irgendwann klickte irgendetwas in mir. Irgendetwas hakte „aus“. Ich konnte einfach nicht mehr. Ich war fix und fertig und sah keinen anderen Ausweg mehr aus der Situation, als durch Selbstmord.

Mit einem Liter Unkrautvernichtungsmittel im Magen setzte ich mich unter einen Baum, es war August, und wartete darauf, dass ich umkippte. Ich hatte keine Ahnung, dass ich mir eine Methode ausgesucht hatte, die mit zu den schmerzhaftesten gehörte. Als die Schmerzen einsetzten, hakte ich wieder „ein“, rannte so schnell ich konnte zum Auto und raste zur nächsten Klinik. Mir wurde der Magen ausgepumpt und ich lag eine Woche auf der Intensivstation. Es war haarscharf. Das Gift hätte fast zum Nierenversagen geführt und ich litt unter schlimmer Atemnot, weil das Wasser bereits bis in die Lungen reichte.

Als ich endlich zurück auf die normale Station verlegt werden konnte, wurde ich in einem Mehrbettzimmer untergebracht. Natürlich war ich völlig durch den Wind und verwirrt.

Obwohl ich eine Krankenversicherung für ein Einbettzimmer besaß, hatte ich versäumt, darauf hinzuweisen. Vom Pflegepersonal wie vom Chefarzt wurde ich behandelt wie der letzte Penner. Selbstmörder sind in Kliniken offenbar nicht gerade gern gesehen. Als meine Frau das mitbekam, krempelte sie die Ärmel hoch und sorgte dafür, dass ich verlegt wurde. Das alles war für sie eine schlimme Zeit und ich weiß nicht, ob ich die ohne ihre Unterstützung überstanden hätte.

Doch das Schlimmste sollte noch kommen.

Weil ich mein Leben lang darauf bedacht war, ein Image der Stärke und Souveränität zu demonstrieren und aufrecht zu halten, konnte ich die Ärzte davon überzeugen, dass mein Selbstmordversuch eine Art „Ausrutscher" gewesen war. Selbst die Klinik-Psychiaterin war am Ende davon überzeugt, dass die Gefahr eines weiteren Selbstmordversuchs nicht gegeben war. Ihre Empfehlung, mich in einer stationären, offenen psychiatrischen Klinik behandeln zu lassen, lehnte ich ab. Stattdessen machte ich mich auf die Suche nach einem niedergelassenen Psychologen.

Es dauerte fast sechs Monate, ehe ich einen Termin bei einem bekam.

Herr B. sprach sehr leise und ich musste ihn alle fünfzehn Minuten bitten, lauter zu sprechen, weil ich ihn nicht verstehen konnte. Ein Tinnitus und eine Schwerhörigkeit machten mir zusätzlich das Leben schwer. Herr B. sprach dann etwa drei Minuten lauter, nur um erneut in ein Flüstern zu verfallen.

Meine Frau tat mir den Gefallen und begleitete mich zu einem der Gespräche. Ich hatte mir davon versprochen, dass ich wieder in eine harmonische Ehe finden würde.

Doch auch meine Frau, die keine Hörschwäche hatte, musste Herrn B. ständig bitten, lauter zu sprechen. Im Laufe des Gespräches erlaubte sich Herr B. dann ein paar unangebrachte Bemerkungen in Richtung meiner Frau, so dass diese die Praxis verließ und im Auto auf mich wartete. Damit war Herr B. als Therapeut für mich erledigt.

Der nächste, ein Dr. K., machte mir in einer der ersten „Therapiestunden“ unmissverständlich klar, dass, wäre ich Privatpatient, er sich selbstverständlich für mich Zeit nehmen würde, die er für Kassenpatienten leider nicht aufbringen konnte. Die Fallpauschalen der Kassen würden das nicht erlauben.

Kurz vor Weihnachten begann ich, wirres Zeug von mir zu geben und meine Frau brachte mich in die psychiatrische Klinik, in der ich die Weihnachtstage verbrachte.

Als meine Frau bei einem ihrer Besuche nach ein paar Tagen bemerkte, dass ich apathisch und lallend im Sessel saß, ließ sie sich die Medikamente zeigen, die mir verabreicht wurden.

Sie erzählte mir später, dass ich mit Diazepam, Mirtazapin, Venlaflaxin und Carbamazepin regelrecht „gefüttert" wurde. In dieser Zeit konnte ich nicht mehr klar denken, geschweige denn irgendwelche Entscheidungen treffen. Ich erlebte mich wie in einer Wattewolke, fernab jeder normalen Reaktionsfähigkeit. Ich weiß nur noch, dass es einen täglichen Kampf mit den anderen Patienten um das Essen gab. Wenn ich vom Tisch aufstand, um mir irgendetwas zu holen, eine Gabel oder ein Glas Wasser, fand ich meinen Teller regelmäßig leer vor, wenn ich zurückkam. Es war ein Albtraum.

Meine Frau sorgte dafür, dass als erstes das Diazepam abgesetzt wurde und die anderen Medikamente auf die absolut notwendige Dosis reduziert wurden.

Allmählich klarte sich mein Kopf auf und meine Frau holte mich kurz nach Weihnachten nach Hause. Sie unterschrieb, dass sie mich auf ihre Verantwortung hin aus der Klinik holte.

Zu Hause dauerte es nicht lange, bis ich mich wieder einigermaßen erholte. Ich konnte mich auf die Suche nach dem nächsten Psychologen machen.

Nach einigen Wochen landete ich bei Herrn S., der mir das „Herrenalber Modell" vorstellte. Ich besorgte mir entsprechende Literatur und hoffte, dass mir diese Therapieform helfen würde, in meinen Beruf zurückzukehren.

Keiner der Ärzte, Psychiater und Psychologen hatte mitbekommen, dass ich regelrechte psychotische Schübe hatte, die meine Frau abfing und aushielt.

In Dr. F., in der Nachbarstadt, fand ich einen Psychiater, der mir regelmäßig Medikamente verschrieb. Meine Frau, die sich mittlerweile über meine Erkrankung intensiv informiert hatte, sorgte für den Informationsaustausch zwischen Psychiater, Psychologe und Hausarzt.

Meine erste Reha verbrachte ich dann tatsächlich in der Klinik Bad Herrenalb, in dem der Nachfolger des Therapiemodells die Aufgabe von Dr. Lechler fortführte.

In den ersten vier der auf zunächst sechs Wochen geplanten Reha-Maßnahme wurde ich, meine Frau konnte es kaum glauben, vollkommen von der mir zugewiesenen Therapeutin… ignoriert. Nach dem Erstgespräch hatte sie keine Zeit mehr, wenn ich um einen Gesprächstermin bat.

Auch wenn ich es nicht verstand, fand ich mich schließlich damit ab und verbrachte meine Zeit mit… Nichtstun.

Als diese mir zugewiesene Therapeutin nach vier Wochen in Urlaub ging, wurde ich einer anderen Therapeutin zugewiesen. Aus den Unterlagen konnte sie sehen, dass nichts, absolut nichts in den vorherigen vier Wochen unternommen worden war.

Die neue Psychologin, eine Frau Dr. A., war sichtlich schockiert über das Verhalten ihrer Kollegin. Nun kam ein wenig Bewegung in meine Behandlung. Trotz einer Verlängerung des Aufenthaltes blieb die gesamte Reha-Maßnahme reine Zeitverschwendung, denn am Ende hatte sich nichts, aber auch gar nichts an meinem Zustand geändert.

Wieder zu Hause, nahm ich die Therapie bei Herrn S. wieder auf. Diese reine Gesprächstherapie zeigte ihre Nutzlosigkeit darin, dass meine Frau mich weitere Male in die Psychiatrie bringen musste, weil ich die Kontrolle über Gedanken und Sprache verlor.

Mittlerweile hatte sie sich den ICD-Katalog besorgt, in dem die für Krankenkassen relevanten psychischen Störungen beschrieben und zusammengefasst sind. Sie notierte die Symptome, die sie in meinem Verhalten über einen längeren Zeitraum beobachtete. Nur auf diese Weise konnte der behandelnde Psychiater Dr. F. eine eindeutige Diagnose formulieren. Er allein hätte für diese Diagnose viel, viel Zeit für entsprechende Beobachtungen gebraucht. Es ist jedoch zweifelhaft, ob es ihm gelungen wäre, denn er hätte mich – genau wie Herr S. – nie länger als 45 Minuten behandeln können. Doch weil ich mich in diesen 45 Minuten konzentrierte und mich „zusammenriss", wäre es wahrscheinlich nie ans Licht gekommen, dass ich an einer narzisstischen Persönlichkeitsstörung litt.

Keiner der Psychiater und Psychologen, die ich bis dahin aufgesucht hatte, war allein schon aus Zeitgründen in der Lage, eine solch intensive Beobachtung anzustellen. Bei meinen diversen Aufenthalten in der psychiatrischen Klinik wurden stets massiv Psychopharmaka eingesetzt, die alle Symptome „auslöschten". Wie sollte unter solchen Umständen eine gesicherte Diagnose gestellt werden?

Jedes einzelne Mal hat mich meine Frau aus dem „Land des Nebels“, wie ich die Psychiatrie erlebte, wieder herausgeholt und zu Hause dafür gesorgt, dass die Reste der meisten Psychopharmaka aus meinem Organismus wieder verschwanden.

Eine weitere Reha-Maßnahme brachte mich nach Bad Grönenbach. Hier fand ich erstmals wirkliche Hilfe und kehrte voller Hoffnung zurück nach Hause.

Aber, wie sich herausstellte, hatte ich selbst in Grönenbach noch viel von dem, was mich *wirklich* belastete, in meinem Inneren unter Verschluss gehalten und noch nicht loslassen können.

Die Zeit meines Krankengeldes war abgelaufen und ich kehrte zurück an meinen Arbeitsplatz. Was blieb mir anderes übrig?

Nach nur einer Woche stellte ich fest, dass während meiner Abwesenheit der Druck auf die Kollegen tatsächlich noch weiter gestiegen war. Der Außendienst war noch härter geworden.

Nach zwei Wochen fand ich mich in der psychiatrischen Klinik wieder. Aufgrund der Symptome, die meine Frau beobachtet hatte und dem Arzt schilderte, lautete die Diagnose dann: dissoziative Störung.

Erst viel später erzählte mir meine Frau, dass sie die Beschreibung der beobachteten Symptome im ICD-Katalog unter dieser Störungsnummer gefunden hatte.

Ohne es auch nur zu ahnen, hatte dadurch eine neue Krankheit ihren Anfang gefunden, so dass der gesamte Prozess von vorne begann. Die Krankenkasse musste erneut Krankengeld für 78 Wochen bezahlen.

Doch diese 78 Wochen brauchte ich gar nicht mehr auszuschöpfen, denn noch im laufenden Jahr 2008 wurde ich 65 Jahre alt und konnte in Rente gehen.

Ich weiß nicht, ob und wie ich diese furchtbare Zeit ohne meine Frau überstanden, geschweige denn gemeistert hätte. Ich habe gesehen, was aus Menschen wird, wenn sie längere Zeit in stationärer, psychiatrischer Behandlung sind. Meist schlucken sie für den Rest ihres Lebens Psychopharmaka und unterdrücken auf diese Weise lediglich die Symptome. Ursachenforschung oder tatsächliche Heilung bietet das Gesundheitssystem nicht an. Die Kosten sind offenbar zu hoch. Echte Lebensqualität oder gar Lebensfreude kommen im deutschen „Gesundheitswesen" nicht vor. Das scheint ein Luxus zu sein, den wir uns als Gesellschaft nicht mehr leisten „können" – oder „wollen"(?).

Auf diese Weise ist das System, bestehend aus dauerhafter Behandlungserfordernis und pharmazeutischem Konsum gesichert – ohne Aussicht auf *echte* Heilung.

Allein auf das Gesundheitssystem zu vertrauen, hätte mich mit großer Wahrscheinlichkeit wieder in den Selbstmord getrieben oder mich endgültig zum psychischen Krüppel gemacht.

Nur der Liebe meiner Frau und meiner Familie habe ich es zu verdanken, dass ich meinen Lebensabend noch ein kleines bisschen genießen kann. Der bedingungslose Rückhalt meiner Familie hat mir den Weg zurück in ein halbwegs normales Leben ermöglicht.

Heute sehe ich die riesengroße Diskrepanz zwischen beruflichen Anforderungen großer Unternehmen und den veränderten Realitäten der Kunden klarer als je zuvor.

Nicht nur meine Generation droht, psychisch daran zu zerbrechen. Die Zahl der psychischen Erkrankungen explodiert regelrecht und spricht eine deutliche Sprache.

Und wen interessiert das?

Heute engagiere ich mich ehrenamtlich in zwei Selbsthilfegruppen, um Anderen, die sich aktuell in einer ähnlichen Situation befinden, Hilfestellung und Ermunterung zu geben.

Leonie F.

Meine Geschichte begann 2002.

Nach dem Ende einer Beziehung, die ich als „die Liebe meines Lebens“ bezeichnete, entschloss ich mich, ins Ausland zu gehen. Ich schrieb mich an einer Universität ein, packte meine Sachen und versuchte, so viele Kilometer wie möglich, zwischen *ihn* und mich zu bringen.

Vor Ort gab es Unmengen an Papierkrieg zu erledigen, aber ich freute mich auf das Studium. In dieser Zeit lernte ich meinen späteren Mann John kennen. Ich habe mein Studium gar nicht erst begonnen, denn ich wurde schon bald schwanger. Weil ich unbedingt wollte, dass mein Kind die deutsche Staatsbürgerschaft hat, kehrte ich etwa zwei Monate vor dem errechneten Entbindungstermin zurück.

Meine Tochter Sophie wurde geboren. Schon während der Schwangerschaft zeigte sich, dass John ein unruhiger, immer zu neuen Ufern aufbrechender Geist war. Nie hielt er es an einer Stelle lange aus. Doch mit einer kleinen Tochter wurde das freie Single-Leben stark eingeschränkt. Wir ließen uns in Deutschland nieder. Mein Mann sprach kein Deutsch und nahm zunächst Aushilfsjobs an, damit die kleine Familie überhaupt über ein Einkommen verfügte. Zwei Jahre später wurde unsere Tochter Elisabeth geboren.

Wir lebten in einem Reihenhaus, das meinem Vater gehörte. Wenn wir einmal mit der Miete in Rückstand gerieten, brauch-
[illegible] keine Sorge zu haben, dass wir bald auf der Straße lan-

den würden. Schließlich ließ sich John zu einem Versicherungsfachmann ausbilden – durch eine englische Firma, die sich auf die Versorgung der englischen Militärangehörigen in Deutschland spezialisiert hatte. Jetzt ging er nicht nur einer geregelten Arbeit nach, sondern konnte in seiner Muttersprache Erfolge vorweisen.

Wir heirateten im Ausland.

Zwei Jahre später wurde unser Sohn Peter geboren. John verdiente sehr gut. Aber sein unruhiger Geist meldete sich immer wieder aufs Neue und er drängte, dass wir nach Gütersloh ziehen sollten, weil dort noch viele Engländer stationiert waren. Mittlerweile war bekannt geworden, dass die Kasernen im Rheinland geschlossen werden sollten. Ich stimmte dem Umzug zu.

Kaum, dass wir dort ein Haus gefunden hatten, das unserer Familie genug Platz bot, kam John auf die Idee, dass er sich selbständig machen könnte. Das, was er bisher als Angestellter verdiente, könnte er genauso gut in die eigene Tasche wirtschaften.

Statt den Mund zu halten und sein Vorhaben einfach umzusetzen, prahlte er vor seinen Vorgesetzten mit seinem Vorhaben. Die hatten nichts Eiligeres zu tun, als ihm so viele Hindernisse und Steine in den Weg zu legen, wie es ging. Mit anderen Worten: sie ließen ihn und seine Familie am langen Arm verhungern.

Unsere Ehe stand „auf der Kippe“. Unsere Rücklagen waren, nachdem der Bruch mit der Firma vollzogen war, aber noch keine neuen Einnahmen flossen, sehr bald aufgebraucht. Es fehlte an allen Ecken und Enden. Drei Kinder, die es gewohnt waren, auf nichts verzichten zu müssen, wollten weiterhin ihre Wünsche erfüllt sehen. Das Familienleben geriet massiv in Schieflage. Immer häufiger stritten John und ich uns. Bis dahin hatte ich stets versucht, diese Auseinandersetzungen nicht vor den Kindern zu führen, aber das gelang mir immer seltener.

John gründete schließlich seine Firma in England. Und es sah aus, als käme er beruflich wieder auf die Beine. Unsere Tochter Rebecca wurde geboren.

Ohne auch nur einen blassen Schimmer von seinen genauen Plänen zu haben, vertraute ich seinen Fähigkeiten. Ich wusste, was er konnte. Das hatte er immer wieder bewiesen. Also hielt ich John den Rücken frei, wenn er wieder einmal nach England reisen musste, um sich um die Firma zu kümmern. Er teilte seine Tätigkeiten auf: zwei Wochen in Gütersloh und Umgebung, zwei Wochen im Rheinland.

Wieder zogen wir um – zurück in das Einfamilienhaus meines Vaters.

Sophie, die sich gerade in der Schule wohl zu fühlen begonnen und einen Freundeskreis gefunden hatte, wurde aus ihrem Umfeld gerissen und besuchte eine neue Grundschule. Auch ihre Geschwister mussten sich von ihren Freunden verabschieden. Es war für alle eine große Umstellung.

Nach mehr als einem Jahr wurde klar, dass ***nur noch*** in Gütersloh und Umgebung genügend Klientel zu finden war, die den Fortbestand von Johns Firma sicherte. Die Stationen der Engländer im Rheinland waren schon zu einem großen Teil aufgelöst und die Einnahmen wurden immer spärlicher.

Also zogen wir erneut um. Wieder in die Nähe von Gütersloh. Wieder mussten sich die Kinder umstellen. Wieder ein neuer Freundeskreis, denn das neue Zuhause war nicht dasselbe wie beim ersten Mal.

Doch die Einnahmen flossen wieder, wenn auch zunächst recht dürftig. Aber – immerhin!

Kaum, dass wir uns einigermaßen akklimatisiert hatten, stellte sich heraus, dass John mit seiner Firma tief in den roten Zahlen steckte. Seine Konten waren bis zum Limit überzogen. Die Rechnungen für Autoreparaturen und Inspektionen waren nicht bezahlt worden und die Kreditkartenfirma drohte mit Rechtsanwälten.

Es dauerte lange, bis ich mir das Desaster einzugestehen vermochte. Aber da war es bereits zu spät, um noch irgendetwas zu retten. Wir standen vor dem Ruin.

Doch der Höhepunkt sollte noch kommen.

John sagte, er müsse für eine Untersuchung ins Krankenhaus – es sei nichts Schlimmes. Am nächsten Tag rief er mich an und bat, dass ich vorbeikommen möge.

Ich erfuhr, dass er einen chirurgischen Eingriff hatte vornehmen lassen. John litt unter großem Übergewicht und wollte es unbedingt loswerden. Also hatte er einen Eingriff am Magen vornehmen lassen. Da solche Eingriffe nicht von der Krankenkasse bezahlt wurden, hatte er eine Privatbehandlung unterschrieben!

Ich fiel aus allen Wolken. Ich wusste nicht, woher ich das Geld für Lebensmittel hernehmen sollte, damit die Kinder satt würden, und mein Mann genehmigte sich eine Privatbehandlung im Krankenhaus, von der er genau wusste, dass er sie nicht bezahlen konnte.

An dieser Stelle bin ich innerlich aus der Ehe ausgestiegen. Ich konnte Johns Verhalten nicht mehr nachvollziehen, geschweige denn verantworten.

John fand eine neue Firma, für die er tätig werden konnte. Die Firma hatte ihren Sitz in – Dubai. Für diese Firma sollte er einen neuen Vertrieb aufbauen – in Südafrika. John packte seine Koffer, reiste ab und versprach, monatlich genügend Geld zu schicken, damit die Kinder und ich klar kommen würden.

Ich habe keinen Cent gesehen. Was blieb mir also zu tun?

Da saß ich in der Nähe von Gütersloh mit vier Kindern, in einem gemieteten Haus und ohne Geld.

Meine Familie setzte sich zusammen. Wir berieten gemeinsam, was zu tun war. Einer meiner Geschwister kaufte ein Haus und vermietete es an mich.

Ich ging zum Jobcenter, um Hartz IV zu beantragen. Beim Jugendamt erschien ich, um die Unterhaltszahlungen geltend zu machen, die mein Mann nicht leistete.

Der Papierkrieg war unerträglich. Kaum hatte ich die eine Bescheinigung abgegeben, wurde die nächste angemahnt. Es zog sich über Wochen hin, ehe ich den Bescheid erhielt, dass nun meinen Anträgen – wenigstens zum Teil – stattgegeben würde. Ich erhielt Geld.

Abgesehen davon, dass meine Kinder einen neuen Umzug verkraften mussten, wieder eine neue Schule besuchen mussten, wieder einen neuen Freundeskreis aufbauen mussten, für meine Jüngste kein Kindergartenplatz zu bekommen war, ich den Umzug mehr oder weniger allein organisieren durfte – informierte mich die ARGE, dass ich zu arbeiten hätte… mit vier Kindern von zwei bis elf Jahren!

Nach diversen Paragraphen hatte ich dafür zu sorgen, dass die Kosten für die Allgemeinheit so niedrig wie möglich zu sein hatten.

Erst nachdem ich die schriftlichen Nachweise vorlegen konnte, dass ich für Rebecca keine Betreuung hatte, durfte ich bis zum Ende des Kindergartenjahres zu Hause bleiben. Dann würde meine Jüngste einen Platz bekommen.

Mit diesem Wissen begann ich, selbst nach einer Halbtagsstelle Ausschau zu halten. Ich fand eine. Als Dozentin für Englisch-Unterricht konnte ich eine Stelle als 450 Euro Aushilfskraft antreten. Das verdiente Geld wurde natürlich zum größten Teil mit den Harz IV Bezügen verrechnet, so wie es der Gesetzgeber vorgesehen und beschlossen hatte.

Die Frau, die das Unternehmen leitete, bei der ich arbeitete, entpuppte sich als Chaotin, die unmögliche Forderungen stellte, aber nicht in der Lage war, ihre Kunden zufrieden zu stellen. Organisatorisch eine Null, kommunikativ eine Versagerin, aber mit Chefallüren, die für eine große Mitarbeiterfluktuation sorgten.

Meine Kinder hatten die Trennung von ihrem Vater nicht überwunden, die wiederholten Umzüge nicht verkraftet und die massiven, finanziellen Beschränkungen konnten sie nicht verstehen.

Zum ersten Mal suchte ich nach psychologischer Unterstützung. Ich merkte, dass ich kaum noch in der Lage war, den Anforderungen gerecht zu werden und das Leben, wie es sich mir jetzt darbot, zu stemmen.

Ich hatte massiv an Gewicht verloren, litt unter Schlafstörungen und wusste kaum noch, wie ich die finanziellen Löcher stopfen sollte.

Während dieser Zeit hielt ich – den Kindern zuliebe – den Kontakt zu John aufrecht. Sophie, Elisabeth, Peter und Rebecca sollten nicht noch mehr unter der Trennung leiden, als ohnehin von ihnen verlangt wurde. Ich wollte ihnen nicht den Vater nehmen.

Immer wieder versuchte John mich dazu zu bewegen, dass ich mit den Kindern nach Südafrika ziehen sollte. Dort wäre es viel schöner, sonniger und entspannter als in Deutschland.

Als der Vertriebsaufbau in Südafrika nicht funktionierte, wurde John nach Israel versetzt. Wieder wollte er, dass seine Familie zu ihm zog. Er hatte nicht begriffen, dass ich unter keinen noch so verlockenden Umständen mehr gewillt war, meinen Kindern einen weiteren Umzug, eine nochmalige Entwurzelung zuzumuten.

Niemals!

Es dauerte einige Monate, bis ich eine Psychologin fand, die sich meine Geschichte wenigstens einmal anhörte. Gott sei Dank war sie auch Psychiaterin, die mich mit Medikamenten versorgte. Natürlich hatte sie keine Zeit für eine wirkliche Therapie. Aber ich erhielt Medikamente, die mir helfen sollten.

Ich versuchte weiterhin, eine Psychologin zu finden, die mir nachhaltig wieder auf die Beine helfen sollte. Nach weiteren Monaten fand ich eine, mit der ich auch gut zurecht kam.

Aber die Probleme meiner Kinder und in der Firma, bei der ich als Dozentin beschäftigt war, ließen mir kaum Zeit, mich um mein eigenes Wohlbefinden zu kümmern.

Die Einzige, die mir in all den Jahren unverbrüchlich zur Seite gestanden hatte, sowohl moralisch-seelisch, als auch, in begrenztem Maße, finanziell, war meine Mutter. Bei ihr fand ich immer ein offenes Ohr.

Natürlich muss bei vier Kindern immer damit gerechnet werden, dass eines davon krank wird. Und wenn es sich um eine ansteckende Krankheit handelt, kann es auch passieren, dass alle vier erkranken – selbstverständlich *nacheinander*.

Dieser Umstand interessierte die ARGE nicht die Bohne. Paragraph soundso oder Paragraph soundso besagen, dass jeder Anspruchsteller diese und jene Pflichten zu erfüllen *habe* – ganz egal, wie die Realität aussieht.

Nach einigen Monaten des Kampfes mit meiner Chefin war ich mit den Nerven am Ende.

Ich suchte meinen Hausarzt auf, der sofort erkannte, was mit mir los war. Er schrieb mich umgehend krank, so dass ich erst einmal zur Ruhe kommen konnte. Meine Chefin schrie Zeter und Mordio, denn ohne mich würde ein großer Kunde sich wahrscheinlich zurückziehen. Ja, ich wusste, dass ich gute Arbeit geleistet hatte, auch wenn mich meine Chefin jeden Tag vom Gegenteil zu überzeugen versucht hatte.

Nach einigen Gesprächen mit meinem Hausarzt stellte er mir ein Attest aus, dass mir auf längere Sicht keine außerhäusliche Tätigkeit zuzumuten war.

Nach einem Gespräch mit einem der Leiter in der ARGE wurde dieses Attest akzeptiert und ich von der Arbeitspflicht zunächst befreit, ohne dass mir Abzüge von meinen Hartz IV Bezügen drohten.

Mein Leben war ein einziges Chaos geworden.

Ich war gerade erst in der zweiten Hälfte meiner 30er Jahre und hatte seit Jahren keinen Mann mehr an meiner Seite. Ich lebte ein unfreiwillig keusches Leben. Meine Bedürfnisse nach Nähe, Wärme und Geborgenheit blieben unbefriedigt. Im Gegenteil. *Ich* musste die Starke sein, die ihre Kinder auf ihre Zukunft vorbereitete. Welches Vorbild war ich für sie?

Zweimal im Jahr tauchte John auf, um seine Kinder zu besuchen. Hatte ich ihn zunächst in meinem Haus schlafen lassen, nutzte er seine Zeit damit, mich zu beschimpfen, mich runter zu putzen oder mir Schwierigkeiten zu bereiten.

Aber die Kinder sollten den Kontakt zu ihrem Vater aufrecht halten können.

Und dann lernte ich einen Mann kennen. Ein sanfter, liebenswerter und gebildeter Mensch. Mit Volker konnte ich meine Liebe zu Hermann Hesse teilen, meine Liebe zur Literatur überhaupt. Ich versuchte, diese Beziehung vor meinen Kindern zu verheimlichen. Ein Unterfangen, das schief gehen *musste*.

Als Sophie dahinter kam, flippte sie aus.

Meine Älteste näherte sich gewaltig der Vorpubertät und war ohnehin aufmüpfig, dickköpfig und schwierig. Offenbar konnte sie mit dem Gedanken, dass ihre Mutter sich einem anderen Mann zuwendete, nicht zurechtkommen.

Die Beziehung mit Volker zerbrach, bevor sie überhaupt aufgebaut werden konnte.

Meine Jüngste, Rebecca, zögerte die Zeit des Trotzes in die Länge und dachte nicht daran, in die nächste Phase ihrer Entwicklung einzutreten. Elisabeth und Peter schienen „pflegeleichter" zu sein, aber unterschwellig herrschte zwischen den beiden ein Konkurrenzkampf, der immer wieder durchbrach.

Die Medikamente, die ich einnahm, um meine Depression im Griff zu halten, wurden ausgewechselt, weil sie nicht das gewünschte Ergebnis erzielten.

Wieder begann die allmähliche Steigerung der Dosis.

Aufgrund der sich nicht ändernden Grundsituation, griff mir meine Familie immer wieder finanziell unter die Arme, wenn z.B. ein neues Bett für eines der Kinder angeschafft werden musste.

Eines der schlimmsten Erlebnisse in dieser Zeit war für mich, dass die *Abgasverordnung* für Diesel-Autos verschärft wurde. Ich fuhr einen Touran-Diesel, der diesen veränderten Vorschriften nicht mehr entsprach. Die Kosten für eine Nachrüstung sollten über 800 Euro betragen. Woher sollte ich dieses Geld nehmen? Um aber eine grüne Plakette zu erhalten, musste diese Nachrüstung sein.

Sollte ich bei vier Kindern ohne Auto leben? Was, wenn ich zum Arzt, zu einem der Elternabende oder, nach einem Unfall eines der Kinder, in die Klinik musste? Vom Einkaufen für fünf Personen ganz zu schweigen.

Nachdem die neue Vorschrift in Kraft getreten war, stand ich noch immer mit dem Problem allein. Hilfe von der ARGE?

Fehlanzeige!

Ich wurde bei einer Routinekontrolle von der Polizei erwischt und bekam das, was alle bekamen, die erwischt wurden: ein Bußgeld und die Auflage, binnen kürzester Zeit das Auto nachzurüsten oder abzuschaffen.

Wieder half mir meine Familie, die natürlich allmählich genervt war, dass sich keinerlei Veränderung meiner Situation abzeichnete. Dieses Genervt-Sein äußerte sich in einer Überbesorgnis und zunehmenden Bevormundung, wie ich die zu regelnden Dinge zu regeln hatte. Vor allem meine Kindererziehung wurde missbilligt, denn die zunehmende Aufmüpfigkeit und zum Teil auch Aggressivität besonders meiner Ältesten verschreckte die Familie.

Ich fühlte mich wie in einem Gefängnis aus Mauern, die mir immer näher kamen, mich zu ersticken drohten.

Ich erkannte, dass sich meine Situation erst wirklich verändern würde, wenn meine Kinder innere Sicherheit unter den Füßen hatten. Wichtig war also, ihnen genau dieses Gefühl zu vermitteln, was angesichts ihrer gemachten Erfahrungen sehr, sehr schwierig war.

Ohne selbst Boden unter den Füßen zu haben, musste ich meinen Kindern genau dieses stabile Fundament vermitteln. Wie sollte das funktionieren?

Zuletzt musste ich Sophie von der Schule nehmen, denn ihre Verhaltensauffälligkeiten beeinflussten massiv ihre Lernfähigkeit und Lernbereitschaft, die schließlich in eine absolute Schulverweigerung mündete.

Hilfesuchend wandte ich mich an die zuständigen Behörden – ohne Erfolg. Die zuständigen Mitarbeiter sagten viel, brachten aber nichts zustande.

Ich kontaktierte die Kinder- und Jugendpsychiatrie, meldete Sophie in der Waldorfschule an und wartete.

Kinder in solchen Situationen sind, wenn sich die Erzieher nicht mit *aller Kraft* einsetzen, hoffnungslos verloren. Meine Älteste hatte von den Geschehnissen in der Ehe am meisten abbekommen und zeigte entsprechende Symptome. Ich erkannte ihre Hilferufe, die sich als aggressive, aufmüpfige Verhaltensweisen ihr Ventil suchten.

Und dann lernte ich einen Mann kennen, der *mir* Halt gab, der *mir* einen Ruhepol anbot, der mich als Frau sah. Für ihn war ich begehrenswert und ich erfuhr nach vielen Jahren der

Entbehrung, wie sich Wertschätzung, Respekt und Achtung *anfühlten.*

Natürlich erfuhr John von meiner neuen Beziehung und meinte, ausflippen zu müssen. Zunächst versuchte er alles, um mir diese neue Beziehung madig zu machen. Er schreckte auch nicht davor zurück, die Kinder dafür einzuspannen. Aber – erfreulicherweise – ließen sich die Kinder nicht dazu benutzen. Sie mochten meinen neuen Freund. Er tat all das, was Väter tun – er unternahm etwas mit ihnen, spielte Fußball mit Peter und setzte ihnen ab und zu auch Grenzen, die sie sogar akzeptierten.

Ich habe die Scheidung eingereicht, denn ich wünsche mehr und mehr Klarheit in meinem Leben. Ich will meinen Weg jetzt neu formieren. Ich *schaffe* mir den Boden unter meinen Füßen.

Und zu diesem Zeitpunkt kündigte John seine Rückkehr nach Deutschland an. Angeblich vermisste er seine Kinder. Nach so vielen Jahren auf einmal?

Er ist ein freier Mensch und kann tun und lassen, was er will. Soll er nach Deutschland kommen. Soll er sich ein neues Leben aufbauen. Soll er seine Kinder regelmäßig besuchen. Es ist mir egal, obwohl es mich für die Kinder freut.

Hauptsache, er lässt mich in Ruhe, lässt mich *mein* Leben leben und kümmert sich selbst um die verbrannte Erde, die er beim Verlassen seiner Frau, seiner Kinder und deren Heimat hinterlassen hat. Er wird der Vater meiner Kinder bleiben. Mehr nicht! Aber auch nicht weniger.

Ohne die tatkräftige Unterstützung meiner Familie hätte ich die unerträglichen Belastungen nicht gemeistert. Ich wäre in einer Sozialwohnung gelandet und meine Kinder hätten sich an ein Leben in Armut gewöhnen *müssen*. Das soziale Umfeld hätte möglicherweise dazu geführt, dass sie „auf die schiefe Bahn" geraten wären. Vor allen Dingen Sophie wäre Einflüssen ausgesetzt gewesen, die zu einer noch größeren Entfremdung zu ihrer Familie geführt hätte, als ohnehin erkennbar.

Staatliche Stellen, Behörden und Institutionen, die dafür zuständig sind, eine alleinerziehende Mutter von vier Kindern nach Kräften zu unterstützen, haben bei mir versagt.

Im Gegenteil! Sie haben mir Hindernisse in Form von Paragraphen, Formularen, Vorschriften und Richtlinien in den Weg gelegt, wo sie nur konnten.

Ohne meinen eisernen Willen, meinen Kindern eine lebenswerte Zukunft zu bieten, die sie befähigt, ein ganz normales Leben zu meistern, gepaart mit dem unverbrüchlichen Zusammenhalt meiner Familie und deren Unterstützung hätte ich es nicht geschafft.

Der so genannte Sozialstaat mit seinen nicht denkenden, sondern gehorsamen Paragrafenreitern vor Ort, hat alles getan, dass ich es *nicht* schaffe.

Aber Liebe, Fürsorge, Hilfsbereitschaft und tatkräftige Unterstützung meiner Familie, meines Arztes vor Ort und menschlich gebliebene Einzelpersonen an behördlichen Schaltstellen waren stärker, als jeder staatliche Entmündigungsversuch, der mir massenweise um die Ohren gehauen wurde.

Ich bin noch nicht am Ende des Tunnels angekommen, aber ich kann schon das Licht erkennen, wenn auch derzeit noch recht schwach.

Ich habe mein abgebrochenes Studium wieder aufgenommen und bin auf dem Weg, meinen „Master“ einzufahren.

Im nächsten Jahr kommt meine Jüngste in die Schule und ich hoffe, dass ich dann *mit* meinem Master eine Tätigkeit finde, die mir Freude macht *und* mit der ich so viel Geld verdienen kann, dass ich mich aus diesem unsäglich menschenverachtenden Hartz IV Umfeld, in dem jeder Leistungs*berechtigte* wie ein Bittsteller behandelt wird, ein für allemal verabschieden kann.

Ich verkenne nicht, dass das Sozialsystem dafür sorgt, dass niemand in Deutschland Hunger leiden muss. Aber… um welchen Preis?

Menschlichkeit, Mitgefühl und Anteilnahme sind nun einmal nicht per Gesetz oder Richtlinie zu verordnen. Dass es viel zu viele Mitmenschen gibt, die dieses Sozialsystem missbrauchen, ist bekannt. Aber deswegen darf nicht jeder, der auf dieses soziale Netz zurückgreift, von vorne herein des „potenziellen Missbrauchs“ verdächtigt werden.

An den Schnittstellen zwischen dem Sozialsystem und denjenigen, die es in Anspruch nehmen wollen, müssen entsprechend ausgebildete Mitarbeiter sitzen, die zwischen „Parasiten“ und wirklich Hilfesuchenden unterscheiden können.

Und… was denken sich Politiker dabei, Gesetze zu erlassen, die von einer alleinerziehenden Mutter von vier Kindern im

Alter von 2 bis 11 Jahren verlangen, arbeiten zu gehen und Geld zu verdienen?

In welch einer Realität leben diese „Volksvertreter"? Interessiert es auch nur einen Einzigen dieser „Mächtigen"", was ihre Gesetzgebung für Menschen wie mich bedeutet?

Anette M.

Meine Geschichte begann im August 1982.

Zwei Tage nach meiner Verlobungsfeier, ich war 20 Jahre alt, stellte mein Frauenarzt fest, dass ich schwanger war. Und wie das in katholischen Familien üblich war, wurde ich umgehend mit dem jungen Mann verheiratet.

Im September 1982 war die standesamtliche Trauung, im Oktober die kirchliche.

Unsere Tochter Jutta wurde Anfang Mai 1983 geboren. Nach wenigen Monaten wechselte mein Mann Robert seinen Job und begann eine Monteurstätigkeit, die ihn nur noch einmal im Monat nach Hause kommen ließ. Ich war mit meinem Kind die meiste Zeit allein.

Unsere Ehe gestaltete sich sehr schwierig, denn mein Mann war nicht in der Lage, eigene Entscheidungen zu treffen. Heute weiß ich, dass er einen „Mutterersatz" geheiratet hatte. Selbst noch ein halbes Kind, hatte ich plötzlich weitreichende Entscheidungen zu treffen, die mich natürlich völlig überforderten. Das konnte nicht gut gehen.

Um meine Ehe zu retten, wurde ich 1986 wieder schwanger und unsere zweite Tochter Julia wurde im Januar 1987 geboren. Weil beide Geburten sehr kompliziert waren und die Kinder jeweils per Not-Kaiserschnitt zur Welt kamen, ließ ich mich, trotz meines jungen Alters von 24 Jahren, sterilisieren. Ich wusste, dass ich nie wieder ein Kind gebären wollte.

Doch statt einer Verbesserung, erfuhr meine Ehe eine beständige Abwärtsfahrt. Ich war nun mit zwei Kindern allein und versuchte, unsere kleine Familie irgendwie zusammenzuhalten. Ständig überfordert, kapselte ich mich immer mehr ab, zog mich zurück.

Im Herbst 1987 war ich kaum noch in der Lage, die beiden Kinder zu versorgen. Diese Aufgabe übernahm schließlich meine Mutter. Niemand bemerkte, dass ich an einer schweren Depression litt.

1989 war ich derart in dieser Depression gefangen, dass ich kaum noch aus dem Bett kam. Ich verkroch mich nur noch und war nicht mehr in der Lage, ein normales Leben zu führen. Letztlich sorgte meine Mutter dafür, dass ich über die Caritas eine Kur antreten konnte.

In einem Kloster der Steyler Missionsschwestern verbrachte ich einige Wochen, um aus meiner Niedergeschlagenheit herauszufinden.

Außer einer Sozialarbeiterin waren die Nonnen meine einzigen Gesprächspartnerinnen. Während dieser Zeit erfuhr ich regelrecht euphorische Stimmungsphasen, die später als „wahnhaft" bezeichnet wurden.

Kaum wieder zurück, verlor ich mich erneut in der Depression, die ja während der Kur überhaupt nicht behandelt wurde. Religiöse Ablenkung hilft nun einmal nicht bei einer handfesten Depression, sondern führt eben zu wahnhaften Vorstellungen.

1990 unternahm ich meinen ersten Selbstmordversuch mit Tabletten. Ich hätte es fast geschafft. Noch auf dem Bürgersteig pumpten mir die Sanitäter den Magen aus, bevor ich mit dem Rettungswagen in ein Krankenhaus gebracht wurde.

In der anschließenden Behandlung durch einen Psychiater wurde ich von ihm genau mit den Tabletten versorgt und nach Hause geschickt, mit denen ich den Selbstmordversuch unternommen hatte.

Das nennt man Wahnsinn, oder?

Mehr recht als schlecht schleppte ich mich durch das Jahr und landete im Herbst 1991 wieder in der Psychiatrie. Ich kam einfach nicht auf die Beine. Nach einer Woche der absoluten Untätigkeit in der Klinik, brachte mich mein Vater in eine andere Klinik in der Nachbarstadt, in der ich weitere drei Wochen behandelt wurde.

Während eines Besuchs beim Gesundheitsamt lernte ich eine Sozialarbeiterin kennen, zu der ich von Anfang an einen „guten Draht" hatte. Mit ihr begann ich, ausführliche Gespräche zu führen. Sie baute mich auf, ermunterte mich und half mir, wieder auf die Beine zu kommen.

Anfang 1992 trennte ich mich von meinem Mann. Aufgrund der Gespräche mit der Sozialarbeiterin ließ ich erstmals auch meine Wut aufsteigen, die ich auf meine Eltern hatte, weil sie mich in diese Ehe gedrängt hatten. Ich konnte mir erstmals eingestehen, dass ich die Heirat stets als eine „Zwangsehe" erlebt hatte. Ich war nur viel zu jung gewesen, um es als solches auch ausdrücken zu können. Viel zu sehr war ich durch die Erziehung im Denkmuster meiner Eltern verhaftet gewesen.

Nachdem ich meinen Mann verlassen hatte, brach ich auch den Kontakt zu meinen Eltern ab. Ich brauchte Abstand. Zwei Jahre lang hatte ich keinen Kontakt zu ihnen.

Aber – trotz der Erkenntnis, dass ich diese Ehe nie wirklich gewollt hatte, waren die meisten der tieferen Gründe meiner Depression überhaupt noch nicht angesprochen worden. Ehe ich mich versah, war ich Ende 1992 eine neue Beziehung eingegangen. Ich weiß nicht mehr genau, ob sich dahinter nicht auch mein Wunsch verbarg, meinen Kindern einen Vaterersatz präsentieren zu müssen. Albert, mein neuer Lebensgefährte, war arbeitslos und ein Alkoholiker, wie sich herausstellte.

Albert dachte nicht daran, arbeiten zu gehen. Also musste ich für Einnahmen sorgen. Nach der Arbeit, am Abend, saß ich mit Albert zusammen und trank mit ihm.

Ich wurde ebenfalls zur Alkoholikerin. Jeden Abend leerte ich drei Flaschen Wein. Was das für meine Kinder bedeutete, darüber hatte ich mir keine Gedanken gemacht.

Trotz meines Alkoholproblems nahm ich 1995 eine Stelle als Kassiererin im Einzelhandel an. Damit war die Existenz gesichert. Im Jahr 2000 wurde ich sogar bei der Post für den Schalterdienst eingestellt. Niemand wusste oder bemerkte meine Alkoholkrankheit.

In 2002 trennte ich mich von Albert und mit seinem Weggang kaufte ich keinen Alkohol mehr ein. Die Weinflaschen, die ich lagerte, setzten Staub an. 10 Jahre lang hatte ich exzessiv dem Alkohol zugesprochen. Von einem Tag auf den anderen brauchte ich ihn nicht mehr. Ohne Entzugsmaßnahmen oder Entzugserscheinungen, ja sogar ohne etwas zu vermissen, konnte ich ab und zu ein Gläschen Wein genießen. Ich war tatsächlich in der Lage, völlig normal mit Alkohol umzugehen.

Noch in 2002 lernte ich Norbert kennen, ein Mann, der sich um mich und mein Wohlergehen kümmerte.

Da war tatsächlich jemand, der sich um *mich* sorgte.

Auch meine Depression meldete sich mehr oder weniger ab.

Ich führte ein geregeltes und zufriedenes Leben. Meine Kinder erholten sich ebenfalls und wuchsen in einem erstmals normalen Umfeld auf. Die Zeit bis 2010 war relativ stabil. Natürlich reagierte ich empfindlich, wenn es um größere Veränderungen ging. Dann meldeten sich die depressiven Symptome sehr schnell und ich wusste, dass meine Stimmungslabilität immer auf der Lauer lag.

Und dann kam die Katastrophe.

Im August 2010 begann das Mobbing an meinem Arbeitsplatz.

Es dauerte eine ganze Weile, bis ich begriff, dass mein Arbeitgeber ein systematisches Mobbing betrieb, um mich loszuwerden.

Die „Umstrukturierungen“ bei der Post lauteten: Arbeitsplätze abbauen, Mitarbeiter loswerden.

Innerhalb von zwölf Monaten wurde ich in sechs verschiedene Filialen versetzt. Es gab laufend Entlassungen und ich gehörte zu denen, die ohnehin zu teuer geworden waren.

Prompt meldete sich meine Depression wieder.

Ich wurde krankgeschrieben.

Neben der Psychiaterin, die mir Medikamente verschrieb, fand ich eine Psychologin, die mir mit einer Gesprächstherapie half, das Erlebte zu verarbeiten.

Im Februar 2011 reichte die Post eine Kündigungsklage ein, die das Arbeitsgericht allerdings ablehnte. Die Post dachte nicht daran, ihr Vorhaben aufzugeben.

Bis Mai 2011 wuchs der Druck derart, dass ich zusammenbrach und wieder in der Psychiatrie aufgenommen wurde. Während dieser Zeit saß ich an jedem Wochenende auf dem Bahnsteig und überlegte bei jedem einfahrenden Zug, ob ich springen sollte.

An einem dieser Wochenenden, während ich wieder einmal auf dem Bahnsteig saß, bekam ich eine SMS von einem meiner Enkel. Sie lautete: „Oma, ich brauche dich."

Ich verließ umgehend den Bahnhof und suchte meinen Enkel auf. Danach habe ich nie wieder auf dem Bahnsteig gesessen oder überhaupt an Selbstmord gedacht. Mein Enkel hat mir das Leben gerettet.

Ich blieb neun Wochen in der Klinik, erhielt andere Medikamente und wurde neu eingestellt. Das brachte mir wieder ein wenig Stabilität.

Ende 2011 kam es zum Prozess vor dem Arbeitsgericht. Natürlich endete der Prozess mit einem Vergleich. Mir wurde eine Abfindung gezahlt und ich konnte diesen furchtbaren, beruflichen Lebensabschnitt auch innerlich abschließen.

Anfang 2012 war ich körperlich und psychisch am Ende. Ich stellte einen Antrag auf Erwerbsminderungsrente, die auch in Höhe von 800 Euro bewilligt wurde – gerade 70 Euro über dem Regelsatz von Hartz IV. Aber, ich hatte ein eigenes Einkommen und brauchte nicht „auf Kosten" meines Lebensgefährten zu leben, ein für mich völlig undenkbarer Zustand.

Im Mai 2012 suchte ich freiwillig die Tagesklinik der Psychiatrie auf und wurde medikamentös neu eingestellt, denn die bisherigen brachten nicht den gleichmäßigen Erfolg, der erwünscht war.

Außerdem lernte ich, einen strukturierten Tagesablauf einzuhalten und die körperlichen und seelischen Signale nicht nur wahrzunehmen, sondern auch ernst zu nehmen.

Nach vier Wochen bemerkte ich eine Verbesserung meines Innenlebens. Auch mein Lebensgefährte stand mir zur Seite.

Zusätzlich zu meiner Erwerbsminderungsrente darf ich 450 Euro monatlich dazuverdienen. Ich gehe heute nebenbei putzen. Dadurch habe ich keinen Stress mehr und dennoch ein gesichertes Einkommen. Endlich ist in mein Leben Ruhe eingekehrt.

Ich hatte großes Glück, dass ich trotz der riesengroßen Probleme in meinem Leben immer wieder Menschen begegnete, die sich für mich einsetzten, mich unterstützten und aufbauten.

Ohne diese Mitmenschen, die mir nicht nur Mitgefühl und Anteilnahme entgegen brachten, sondern mir auch tatkräftige Unterstützung und Beistand zuteilwerden ließen, weiß ich nicht, ob ich noch am Leben wäre.

Ganz besonders mein Enkel, der mich zur richtigen Zeit „brauchte", gab mir das Gefühl, doch noch etwas wert zu sein.

Maria H.

Meine Geschichte begann vor mehr als 40 Jahren. Damals, ich war gerade 20 Jahre alt, schloss ich eine private Zusatzversicherung bei der INTER Krankenversicherung in Mannheim ab, damit ich im Ernstfall die beste Versorgung im Krankenhaus für mich in Anspruch nehmen konnte. Als jemand, der im Krankheitsfall unbedingte Ruhe für sich allein braucht, habe ich mich versichert für eine Einbettzimmerunterbringung und Chefarztbehandlung. Ich kann keine Menschen um mich haben, wenn ich krank bin. Ich will dann *wirklich* allein sein. Zu oft hatte ich unter Angstattacken zu leiden gehabt, wenn ich in einem Mehrbettzimmer schlafen sollte.

Nun zu meiner aktuellen Geschichte:

Vor acht Jahren, im Herbst 2007, erkrankte mein Mann schwer an Depression und unternahm kurze Zeit später einen Selbstmordversuch.

Als Versicherungskaufmann bestand unser Einkommen bis dahin aus einem Festgehalt von 1.750 Euro brutto und den Provisionen, die durch die monatlichen Abschlüsse erzielt wurden. Aufgrund der Erkrankung fielen von einem Tag auf den anderen die Provisionszahlungen weg und wir mussten von etwas mehr als 1.000 Euro netto im Monat unser beider Leben bestreiten. Es dauerte deshalb nicht allzu lange, bis unsere finanziellen Reserven restlos aufgebraucht waren, denn die monatlichen Kosten blieben auf demselben Niveau wie vor der Erkrankung. Im April 2008 hatte ich das große Glück, mit

57 Jahren eine freiberufliche Stelle als Dozentin in der Erwachsenenbildung zu finden. Die Bezahlung war lausig und die Stimmung im Betrieb eine Katastrophe. Aber – ich konnte dafür sorgen, dass wir unser Haus nicht verkaufen und in eine Sozialwohnung umziehen mussten. Ich war mir sicher, dass dieser finanzielle Notstand nur vorübergehender Natur sein würde.

Als Freiberuflerin mit einem befristeten Vertrag, wie es in Bildungseinrichtungen gang und gäbe ist, waren Verhandlungen mit der Bank ausgeschlossen. Es wurde ziemlich eng, was die Hypothek unseres Hauses betraf.

Doch statt zu genesen, weitete sich die Erkrankung meines Mannes aus und nach Ablauf meines Vertrages im April 2009 stand ich auf der Straße und suchte händeringend nach einer neuen Stelle, um die sich erneut ankündigende Insolvenz abzuwenden. Das Haus drohte unter den Hammer der Zwangsversteigerung zu kommen. Finanzielle Nöte und meine Sorge um meinen Mann beherrschten mein Leben. Es wurde eng. Sehr eng.

Das Einkommen meines Mannes war nun auf das Krankengeld reduziert und ich fand erst im September 2009 eine Stelle, wieder als Dozentin in der Erwachsenenbildung. Meine Klientel waren Arbeitslose bzw. Arbeitssuchende. Ich bekam einen unmittelbaren Einblick in den Umgang der Arbeitsagenturen bzw. der Jobcenter mit ihren *Kunden*.

Der Papierkrieg, den ich auszufechten hatte, nahm genau so viel Zeit in Anspruch wie der Unterricht selber. Die Anforderungen der Arbeitsagenturen bzw. Jobcenter an die Dozenten standen in krassem Gegensatz zur Bezahlung. Man wollte einen „nagelneuen 500er Mercedes“ zum Preis eines 15 Jahre alten „Ford Fiesta“ – wie auch meine „Schüler“ bei ihrer Jobsuche feststellten.

Unternehmer suchen ebenfalls bestens ausgebildete, intelligente, kommunikative und teamfähige Mitarbeiter, die allerdings ihre Intelligenz beim Betreten der Geschäftsräume so lange im Spind zwischenzuparken haben, bis sie das Firmengelände wieder verlassen. Und das natürlich und selbstverständlich für einen befristeten Vertrag und einem Gehalt, das gerade ein klein wenig über dem Regelsatz von Hartz IV liegt.

Mein Zeitvertrag endete im Juni 2010. Bis zu diesem Zeitpunkt, etwa drei Jahre, hatte ich einen Mann zu betreuen, der aufgrund der verabreichten Medikamente wie ein Zombie durch die Gegend wankte, zu keiner sinnvollen Tätigkeit mehr fähig war und auch im Haushalt keine Pflichten übernehmen *konnte*. Wer mit Psychopharmaka derart vollgestopft wird, ist einfach K.O. und nur noch ein Schatten seiner selbst.

Haushalt, Wäsche, Kochen und die Versorgung meines Mannes hatte ich neben der Vollzeittätigkeit handhaben müssen, damit unser Lebensschiff nicht an den Klippen zerschellt. Trotz aller Bemühungen, musste ich meinen gut verdienenden Sohn fragen, ob er uns ein Darlehen gewährt. Gott sei Dank war er dazu in der Lage und auch willens. Wir konnten unsere Hypotheken zunächst weiter bedienen.

Unmittelbar nachdem ich Ende Juni 2010 wieder auf der Straße stand, begann ich erneut, nach einer Stelle Ausschau zu halten, wenn es weitergehen sollte. Die nächste Zeit wollte ich damit verbringen, Bewerbungen zu schreiben, den Haushalt einigermaßen wieder auf Vordermann zu bringen und meinen Mann mental und emotional aufzubauen. Nach Rücksprache mit seinem Arzt ersetzten wir einige seiner Medikamente durch andere mit weniger heftigen Nebenwirkungen, damit mein Mann allmählich seine geistigen Fähigkeiten zurückerlangen konnte.

Anfang Juli 2010 war ich also voller Hoffnung, dass wir es schaffen.

Wenige Tage später rief mich mein Bruder an und berichtete unter Schock, dass unsere Mutter einen Selbstmordversuch unternommen hätte. Er wusste nicht, wie er damit umgehen, geschweige denn, wie das Problem gelöst werden sollte.

Kurzerhand nahm ich meine Mutter in unseren Haushalt auf, suchte mit ihr einen Arzt auf und begleitete sie bei ihren Untersuchungen. Es stellte sich heraus, dass sie an Alzheimer erkrankt war. Ihre Demenz hatte bereits ein fortgeschrittenes Stadium erreicht.

Weil mein Mann durch die Reduzierung und den Ersatz von Medikamenten wieder einigermaßen klar im Kopf war, entschieden wir, dass Mutter bei uns bleiben und im Haus eine kleine Wohnung beziehen sollte. Auf diese Weise konnte sie noch in einer eigenen Wohnung sein, aber gleichzeitig von uns versorgt und betreut werden.

Am letzten Samstag im Juli bekam ich die Quittung für meine jahrelange Überforderung. Ich erlitt einen Herzinfarkt, der alle Pläne über den Haufen warf. Der jahrelange Stress forderte seinen Tribut.

Mutter wurde für vier Wochen zu einer Freundin gebracht, mein Mann trat eine Reha in der Klinik in Norddeutschland an und ich eine in der Eifel.

Nach meiner Rückkehr blieb mir keine Zeit, das Erlebte zu verarbeiten, denn Mutter kam zurück. Es begann der Kampf mit dem Medizinischen Dienst, der meiner Mutter eine Pflegestufe verweigerte. Trotz akribisch geführtem Pflegetagebuch, mit dem ich nachweisen konnte, dass meiner Mutter mindestens die Pflegestufe eins zustand, blieb der Medizinische Dienst stur bei seiner Entscheidung. Ich hatte zwar von dem gnadenlosen und unbarmherzigen Auftreten des Medizinischen Dienstes in der Bewertung von Pflegestufen gehört, war aber unvoreingenommen in das Verfahren eingetreten. Schließlich hatte ich noch keine eigenen Erfahrungen gemacht.

Das Führen des Pflegetagebuchs, die Arztbesuche und die Vorbereitung auf den Besuch des Medizinischen Dienstes nahm derart viel Zeit und Aufmerksamkeit in Anspruch, dass ich meinen Herzinfarkt und seine Folgen einfach verdrängte.

Für Mai und Juni 2011 hatte ich einen Job in Aachen ergattert. Täglich 70 km von meinem Wohnort nach Aachen und

70 km zurück. Aber – egal. Hauptsache, es gab genug Einkommen zum Leben.

Da ich vor Beginn meiner freiberuflichen Tätigkeit familienversichert war, standen nun Nachzahlungen für die Krankenkassenbeiträge an. Aus den laufenden Einnahmen hatte ich keine Rücklagen bilden können, konnte aber die geforderten Beträge in Raten begleichen. Diese Ratenzahlungen hielt ich genauestens ein.

Dann kam die Krankenkasse, die KKH, auf die Idee, dass ich für die Auszahlung einer Lebensversicherung, die ich während der ersten Zeit der Erkrankung meines Mannes als Reserve aufgelöst hatte, ebenfalls Krankenkassenbeiträge zu zahlen hätte.

Ich recherchierte im Internet und fand heraus, dass diese Forderung der KKH unrechtmäßig war. Also erhob ich Widerspruch gegen die Forderungen.

Was dann folgte war für mich ein Albtraum erster Kategorie. Trotz Nachweise, zahlloser Briefe und Belege leitete die KKH Zwangsvollstreckungsmaßnahmen ein. Ich war *gezwungen*, einen Rechtsanwalt einzuschalten. Dennoch wurde ich weiterhin bombardiert mit Forderungen, Forderungen, Forderungen.

Wurde auch nur einer einzigen Forderung in einer von der KKH gesetzten Frist nicht widersprochen, begann das gesamte Theater von vorne. Ich weiß heute nicht mehr, wie viele Widersprüche ich eingelegt und immer wieder schriftlich begründet habe. Man stelle sich vor – einen Steuerbescheid habe ich sage und schreibe *acht Mal (!)* gemailed und gefaxt, weil er wieder einmal im Hause „verloren gegangen" war.

Dennoch blieb die KKH unerbittlich bei ihren unrechtmäßigen Forderungen, zu denen sich natürlich nun Säumniszuschläge gesellten, deren Höhe fast die der Hauptforderung erreichten.

Im Sommer 2011 hatte ich dann einen beruflichen Sechser gewonnen. Ich bekam eine Festanstellung bei einem Bildungsträger – allerdings in Köln. Das bedeutete täglich eine Fahrt von 130 km. 65 km zum Arbeitslatz und 65 km zurück. Der ewig verstopfte Kölner Ring. Ein einziger Unfall – und die Autobahn wurde zum Standplatz. Um dem Hauptverkehr zu entgehen, stand ich um 5 Uhr morgens auf, fuhr um 6 Uhr los und war um kurz vor sieben in Köln. Manchmal war es dann schon zu spät, um einen der begehrten Parkplätze zu ergattern und ich durfte erst noch laufen. Fuhr ich nur 15 Minuten zu spät ab, kam ich unweigerlich in den täglichen Massenstau und war zu spät im Büro. Dann dauerte die einzelne Fahrt meist zwei oder zweieinhalb Stunden. Das gleiche Bild nach Dienstschluss. Besonders zu Beginn meiner Tätigkeit war ich schon um 7 Uhr morgens im Büro und verließ es zwischen 19 und 20 Uhr. Wenn ich um 21 Uhr zu Hause war, durfte ich kochen, spülen und mich auf den nächsten Tag vorbereiten. Selten bekam ich mehr als fünf oder sechs Stunden Schlaf.

An den Wochenenden standen Waschen, Bügeln, Essensplanungen und -vorbereitungen für die Folgewoche auf dem

Programm. Weder Freizeit noch Zeit zum Luftholen waren überhaupt noch möglich.

Aber ich hatte wieder einen Job! Das Einkommen war für ein ganzes Jahr gesichert. Meinen Herzinfarkt hatte ich schlicht und ergreifend in eine ganz tiefe, innere Schublade gesteckt. Für solchen Firlefanz hatte ich keine Zeit.

Im Herbst 2011 wurde meine Mutter mir gegenüber immer aggressiver und die Betreuung besonders für meinen Mann eine Qual. Ich nahm mir einen Urlaubstag und fuhr mit ihr zur Ärztin. Diese wies Mutter zur Beobachtung in eine psychiatrische Klinik ein. Dort wurde sie im Rahmen der Krankenhaus***routine*** erneut vom Medizinischen Dienst begutachtet und – oh Wunder – sie erhielt die Pflegestufe eins.

Unmittelbar nach ihrem Aufenthalt in der Klinik bekam ich, ebenfalls ein Wunder für mich, einen Platz für sie in einem Pflegeheim, in dem sie sich von Anfang an sehr wohl fühlte.

Währenddessen reihte sich bei meinem Mann wieder eine Krankheit an die andere. In 2011 wurde er 65 Jahre alt und bezieht seitdem seine Altersrente in Höhe von 850 Euro, von denen er nun seine Krankenversicherung in Höhe von ca. 170 Euro selbst bezahlen muss – also 20% seines Bruttoeinkommens, obwohl doch lediglich ca. 15% Beitrag des Einkommens laut Gesetz zu zahlen ist.

Zunächst konnte ich nicht glauben, was ich auf Nachfrage erfuhr. Das *deutsche Parlament* hatte ein Gesetz verabschiedet, nachdem Geringverdiener (Rentner wie mein Mann) einen Beitrag zu entrichten hatten, der unabhängig vom tatsächlichen Einkommen berechnet wird.

Der Beitrag für die gesetzliche Krankenversicherung wird also nach einem Einkommen berechnet, das mein Mann überhaupt nicht *hat*! Es wird bei der Bemessung – so das Gesetz – ein Einkommen zugrunde gelegt, das nicht vorhanden ist. Der Moloch gesetzliche Krankenversicherung verschlingt Beiträge für Einkommen, die derjenige, der sie zahlt, *nicht einmal verdient*!

Und das soll ein Normalo verstehen?

Das menschliche Empfinden für Gerechtigkeit, für Normalität schreit angesichts solcher Gesetze innerlich laut auf.

Aber es sollte noch schlimmer kommen.

Im Januar 2012 erkrankte ich an einer lebensbedrohlichen, echten Grippe, die mich vollständig aus dem Verkehr zog. Mein Körper begann erneut, zu streiken.

Eine Woche lang lag ich fiebernd im Bett und hüpfte zwischen Leben und Tod hin und her. In der zweiten Woche normalisierten sich die Werte allmählich und ich wollte unbedingt wieder arbeiten gehen, denn erst Ende Januar endete meine Probezeit.

Es ging eine Woche gut. An einem Morgen in der zweiten Arbeitswoche, um kurz vor 6 Uhr, saß ich abfahrbereit im Auto und stellte fest, dass ich mein Handy auf dem Tisch liegen gelassen hatte. Ich öffnete die Fahrertür… und konnte nicht aussteigen. Meine Beine gehorchten mir nicht. Mein Mann, der mir vor der Abfahrt immer noch zuwinkte, erkannte, dass etwas nicht stimmte und kam zum Auto. Minutenlang versuchte ich auszusteigen.

Vergeblich.

Nach einer knappen halben Stunde schleppte er mich ins Haus und ich saß benommen im Sessel. Ich begriff nicht, was mit mir passierte. Mein Mann rief im Büro an, berichtete kurz, was geschehen war und brachte mich zu meiner Ärztin. In der Praxis brach ich völlig zusammen.

Diagnose: völlige körperliche und seelische Erschöpfung.

Doch es wartete der nächste Schock auf mich.

Das Burn-Out-Syndrom ist laut Krankenkasse keine qualifizierte Diagnose. Der ICD Katalog, nach der Diagnosen katalogisiert werden, enthält Burn-Out nicht als verifizierte Diagnose. Begleiterscheinungen wie Depression müssen auf dem Krankenblatt dokumentiert werden, damit sie von der Kasse als Krankheit akzeptiert und die Behandlung bezahlt werden kann.

Nach vier Wochen Pause strebte ich zurück an meinen Schreibtisch. Mein Arbeitgeber war natürlich nicht gerade erfreut. Welcher Arbeitgeber hält schon gern Mitarbeiter, die zu oft krank sind?

Am 1. Mai fiel ich beim Fensterputzen (wann sollte ich sonst Fenster putzen?) rücklings von der Leiter und brach mir den Dornfortsatz eines Lendenwirbels. Ich hatte unbeschreibliches Glück, dass ich nicht querschnittsgelähmt blieb.

Wieder lag ich vier Wochen im Bett und erholte mich nur sehr langsam.

Bei meinem Mann traten immer wieder Anfälle auf, die einen Aufenthalt in einer psychiatrischen Einrichtung erforderten. Seine Persönlichkeit veränderte sich. Insgesamt musste ich ihn im Laufe der Jahre vier Mal dort für eine stationäre Behandlung einliefern.

Mittlerweile litt ich unter massiven Schlafstörungen. Manchmal geisterte ich nachts durch die Wohnung, weil ich nicht schlafen konnte. Manchmal konnte ich gar nicht erst einschlafen.

Im Juni 2012 machte mir meine Ärztin unmissverständlich klar, dass ich *dringend* in eine Akutklinik gehörte, die sich auf solche Fälle spezialisiert hätten.

Mein Arbeitsvertrag lief im Juli 2012 aus. Natürlich wurde er *nicht* verlängert!

Ich begann, nach einer Akut-Klinik für Burn-Out-Patienten Ausschau zu halten. Aufgrund meiner Herzerkrankung (bei meinem Herzinfarkt 2010 war festgestellt worden, dass ein zweites Gefäß bereits zu 65% verstopft war) wusste ich, dass ich darauf achten musste, dass die Klinik über eine Kardiologie verfügte, um eventuelle Komplikationen rechtzeitig abzufangen.

Natürlich war mir klar, dass ich mich selbst über viele Jahre überfordert und psychisch derart viel in mich hineingefressen hatte, dass ein Loslassen, ein Zulassen all dieser Gefühle eine enorme Stresssituation für mich bedeuten würde. Großer Stress kann jedoch zu einem weiteren Herzinfarkt führen. Ein ziemliches Dilemma.

Bei meinen intensiven Recherchen fand ich heraus, dass diesem Umstand medizinisch Rechnung getragen wurde, wenn auch erst allmählich. Es gab Kliniken, die über eine Psychokardiologie verfügten, d.h. die Verbindung von Herzerkrankungen und psychischen Problemen war in der Medizin angekommen.

Im Sommer 2012 gab es allerdings nur ganz wenige Kliniken in Deutschland mit einer Psychokardiologie. Eine davon war die Schön-Klinik am Starnberger See. Trotz meiner Sorge, wie mein Mann in meiner Abwesenheit zurecht kommen würde, erkundigte ich mich in der Klinik, wann ich dort aufgenommen werden könnte. Ich hatte die Hoffnung, dass ich bis Herbst die Krankheit soweit im Griff haben würde, dass ich wieder eine *Arbeit* aufnehmen konnte.

Da ich ja eine Zusatzversicherung hatte, war die Wartezeit für Privatpatienten nur etwa eine Woche. Die Klinik wollte vorab lediglich die Zusage der Versicherung zur Kostenübernahme haben. Ich dachte: Kein Problem!

Zunächst sträubte sich die gesetzliche Krankenkasse zur Zahlung. Nach einiger Korrespondenz und durch Bescheinigungen meiner Ärztin stimmte die gesetzliche Krankenkasse der Kostenübernahme für die Behandlung schließlich zu.

Meine Zusatzversicherung, die INTER Krankenversicherung, bei der ich über vierzig Jahre Beiträge eingezahlt hatte, weigerte sich, die Zusatzkosten in Höhe von ca.

5.000 Euro für die für vier Wochen angesetzte Akutbehandlung zu übernehmen. Auch nachdem ich alle möglichen geforderten Bescheinigungen, Atteste und Befunde vorgelegt hatte, blieb das Unternehmen bei seiner Entscheidung nach Aktenlage, dass „keine medizinische Notwendigkeit" für die Behandlung bestünde.

Mein Versuch, mit dem Vorstandsvorsitzenden der INTER Versicherung das Problem aus der Welt zu schaffen, wurde mit einem Schreiben der „Reklamationsabteilung" beantwortet, das sich aus Floskeln und leeren Worthülsen zusammensetzte.

Im Januar 2013 – nach unzähligen Briefen, Faxen und E-Mails – übergab ich den Fall einer Rechtsanwältin. Auch sie blieb bei ihren Versuchen, eine Einigung mit der INTER Versicherung zu erzielen, erfolglos. Schließlich reichte sie Klage beim Landgericht ein. Und – wie das so üblich ist, gab es erst einmal ein paar Schriftsätze hin und her. Im September 2014 (mehr als ein Jahr später!) kam es zur ersten und bisher einzigen mündlichen Verhandlung.

Man stelle sich vor: ich weiß nicht ein, noch aus, wie ich das gemeinsame Lebensschiff noch über Wasser halten soll, habe einen psychisch kranken Mann zu versorgen und mir wird eine dringend benötigte Behandlung verweigert, weil „nach Aktenlage" keine medizinische Notwendigkeit von *Nichtfachleuten* festgestellt wird, denn die INTER Versicherung verfügt garantiert nicht über einen Psychokardiologen in ihrer Medizinischen Abteilung.

Aber wen interessierte das?

Im September 2014 erging das Urteil des Gerichts: ein Gutachter sollte über meinen Gesundheitszustand befinden.

Und jetzt kommt's!

In ganz Nordrhein-Westfalen ist kein einziger Psychokardiologe aufzufinden, der ein solches Gutachten überhaupt erstellen könnte. Die Psychokardiologie ist ein sehr junges Fachgebiet der Medizin, bietet aber für meine Erkrankung die beste Behandlungsmöglichkeit.

Und was macht das Gericht?

Es verteilt das Gutachten auf zwei Mediziner: einen Kardiologen und einen Psychiater. Hier hat der eine aber leider keine Kenntnisse des jeweils anderen Fachgebietes. Es steht also *von vorne herein* fest, dass die Lücke, um die es ja geht, auf jeden Fall *bestehen bleibt*.

In der Zwischenzeit hat sich die Rentenversicherung eingeschaltet. Man will wissen, ob eine Reha-Maßnahme meine Arbeitsfähigkeit wieder herstellt. Die Deutsche Rentenversicherung beauftragt einen unabhängigen Gutachter, der meine psychische Verfassung überprüfen und dokumentieren soll.

Das Ergebnis der Begutachtung im September 2014: dringende Behandlung in einer psychokardiologischen Akutklinik. Dieses Gutachten wird von der INTER Versicherung als *nicht maßgebend* abgelehnt bzw. einfach nur… ignoriert.

Im November 2014 endet mein Arbeitslosengeld I und ich melde mich beim Jobcenter, um Hartz IV Bezüge zu beantragen. Körperlich und seelisch erlebe ich mich nur noch als Wrack. An eine Arbeitsaufnahme ist gar nicht mehr zu denken. Sobald ich über meine Krankheit zu sprechen *versuche*, beginne ich am ganzen Leib zu zittern und breche in Tränen aus. Ich bin nur noch ein Schatten dessen, wer ich *vor* meiner Krankheit war.

Das Darlehen meines Sohnes war aufgebraucht und wieder stand die Zwangsversteigerung vor der Tür.

Gegen Übernahme der Hypothek übertrugen wir unser Haus an unseren Sohn, mit dem wir einen Mietvertrag mit einem sehr günstigen Mietzins abschlossen. Zumindest würden wir auf diese Weise nicht auf der Straße stehen und in eine Sozialwohnung einziehen müssen.

Meine Ärztin empfahl mir, einen Antrag auf Schwerbehinderung zu stellen. Formulare, Bescheinigungen und Attests wurden erneut zusammengestellt, vorgelegt und mir wurde ein Grad der Behinderung von 50 bescheinigt.

Meine *unbehandelte* Krankheit hat mich zu einer Schwerbehinderten *gemacht*.

Währenddessen geht der Prozess weiter. Die INTER Versicherung behauptet nach wie vor, dass keine medizinische Notwendigkeit zur Behandlung in der Psychokardiologie besteht. Auch die mittlerweile eingetretene Schwerbehinderung wird eiskalt, völlig emotionslos und desinteressiert nicht einmal zur Kenntnis genommen.

Es ist jetzt August 2015. Der vom Gericht im September 2014 beauftragte kardiologische Gutachter hat seine Arbeit getan. Der beauftragte Psychiater hat sich bisher nicht einmal gemeldet, um mir einen Termin zur Begutachtung vorzuschlagen. Und das nach 11 Monaten(!).

Mein Mann ist mittlerweile soweit genesen, dass er einen Teilzeitjob annehmen konnte, um unser Einkommen soweit aufzustocken, dass wir keine Sozialhilfe in Anspruch zu nehmen brauchen. Meine Schwerbehindertenrente ist genehmigt und ich verbringe meine Zeit mit dem Schreiben von Kurzgeschichten, die ich über BoD und unter einem Pseudonym veröffentliche.

Es ist die einzige Tätigkeit, die ich zeitunabhängig machen kann. Meine Schlafstörungen sind mittlerweile derart ausgeprägt, dass ich kaum noch am normalen Leben teilnehmen kann. Ich weiß nie, wie die Nacht verläuft. Selbst die Geburtstagsfeste meiner Enkelkinder muss ich häufig absagen, weil ich bis morgens um halb sechs durch die Wohnung gegeistert bin oder am Computer gesessen habe.

Im Herbst 2014 hat die KKH zugeben müssen, dass meine Widersprüche allesamt gerechtfertigt waren. Alle Beiträge mussten neu berechnet werden. Um das herauszufinden, hat sie *vier Jahre* gebraucht! Mit den zu Unrecht erhobenen Forderungen der KKH hatte ich die Zahlungen in 2009 eingestellt und wollte zunächst die Ergebnisse abwarten. Nie hätte ich vermutet, dass eine gesetzliche Krankenkasse mehr als vier Jahre benötigt, um Gesetzestexte korrekt zu interpretieren. Und das als eine Körperschaft des öffentlichen Rechts!

Am 24. Dezember 2014 (!) erhielt ich von der KKH die neue Berechnung ihrer Forderungen. An Heiligabend!

Da ich zu diesem Zeitpunkt bereits Hartz IV Empfängerin war, teilte ich der KKH diesen Umstand mit und bat darum, dass sie auf Ihre Forderungen verzichtet.

Man hat mir Formulare zur Selbstauskunft geschickt, die ich zusammen mit dem Hartz IV Bescheid und dem Nachweis meiner Schwerbehinderung zusenden sollte. Man würde dann darüber entscheiden.

Diesen Schriftverkehr, mitsamt Einscannen der ausgefüllten Formulare und Bescheinigungen, führte ich erneut über Email – *mit* Lesebestätigung. Das war am 05. Januar 2015.

Danach kam keine Reaktion mehr von der KKH. Nun ja – mittlerweile wusste ich ja, dass die Kommunikation mit der KKH eine Katastrophe war. Daran hatte sich offensichtlich nicht viel geändert.

Im Juli 2015 (!), erhielt ich die Ankündigung der Vollstreckungsmaßnahmen, eingeleitet von der KKH Köln. Natürlich wieder mit hübschen Säumniszuschlägen garniert.

Mein bisheriger Schriftverkehr wurde wieder einfach vollständig… ignoriert. Das ganze Theater, die Schmierenkomödie, fand eine Wiederauflage.

Die Methodik der Institution gesetzliche Krankenkasse in Gestalt der KKH ist unzweideutig: Mürbemachen, Forderungen stellen und geleistete Angaben des Kunden einfach… ignorieren. Dann wieder die Androhung von Vollstreckungsmaßnahmen usw. usw. usw.

Man bedenke: gesetzliche Krankenkassen sind Körperschaften öffentlichen Rechts, d.h. der lange Arm von *Politikern und Behörden*, die zu besonderer Sorgfaltspflicht ihren Kunden (Bürgern, Steuer- und Beitragszahlern) gegenüber *verpflichtet* sind.

Das alles soll ich als Mutter von Kindern und Großmutter von Enkelkindern, die ihr Leben lang gearbeitet und ihre Familie liebevoll versorgt hat, begreifen?

Dabei gehöre ich noch zu den Glücklichen, die sich ausdrücken, die ihre Rechte kennen und sich schlau machen können, die sich auch nicht scheuen, einen Anwalt zu Rate zu ziehen, um diese Rechte einzufordern.

Wer sich, wie ich, gezwungenermaßen mit den Hintergründen befassen *muss*, darf feststellen, dass (nicht nur) dieses ganze Gesundheitswesen nur ein Ziel hat: Profit, Profit und nochmals Profit. Nach dem Motto: soviel Geld aus den Beitragszahlern rausquetschen wie möglich und nur so viel Leistung erbringen wie nötig.

Ein menschenverachtendes System, von unseren gewählten Volksvertretern abgenickt.

Mir hat das deutsche Krankheitssystem sämtliche Lebensfreude, Lebensenergie und Lebensmotivation aus Leib und Seele gepresst.

Zurückschauend sehe ich, dass das deutsche „Gesundheitswesen“ mein Leben zerstört hat. Den Namen „Gesundheitssystem“ hat es meines Erachtens nicht verdient. Die INTER Versicherung nimmt meinen frühzeitigen Tod billigend in Kauf – und das für 5.000 Euro. Gibt es ein größeres Armutszeugnis für eine deutsche Krankenversicherungsgesellschaft, die mehr als 40 Jahre Beiträge kassiert hat?

Bei rechtzeitiger Behandlung hätte ich höchstwahrscheinlich binnen kürzester Zeit wieder am Arbeitsleben und am gesellschaftlichen Leben teilhaben und meinen Beitrag leisten können.

Mir ist bewusst, dass meine kurze Geschichte nur an der Oberfläche kratzt. Aber was dabei sichtbar wird, reicht mir, um das Ausmaß der Profitgier zu erahnen, das sich hinter Unternehmen, Politik, Institutionen und ihren Verflechtungen verbirgt.

Was mich wirklich fassungslos macht, ist die Menschenverachtung, die sich hinter den Masken vieler Unternehmensführungen versteckt: Nach außen hin die großen, sozialen und „fürsorglichen" Dienstleister – in Wahrheit profitgierige, unmenschliche und eiskalte Ausbeuter.

Zusammenfassung

Haben diese authentischen Geschichten Sie berührt?

Trotz der vielen Ignoranten, die sich ganz offensichtlich im Gesundheitswesen, in Unternehmen und in Behörden tummeln, darf nicht vergessen werden, dass es unter den Krankenkassen, bei Behörden und anderen Institutionen auch immer Mitarbeiter gibt, die ihren Kunden tatsächlich *menschlich* begegnen. Ich selbst bin seit vielen Jahren bei der BEK versichert und fühle mich dort sehr wohl. Natürlich müssen sich die Kassen an die gesetzlichen Vorschriften halten, die für sich genommen schon unsäglich Bürgerfeindlich sind.

Allen Geschichten gemeinsam ist, dass die unermessliche Gier nach noch mehr und noch mehr und noch mehr mit einem ganz normalen ethischen, *menschlichen* Verhalten nicht mehr vereinbar ist.

Was hat diese Gier noch mit Menschsein, mit Humanität, mit Ethik zu tun?

Die Erfahrungen, von denen mir Maria H. im Bereich der Arbeitslosen und Arbeitssuchenden berichtete, haben mir gezeigt, dass die Methoden der Sachbearbeiter in den Ämtern der Bundesagentur und Jobcentern bei sehr vielen ebenfalls von Menschenverachtung geprägt ist. Dabei muss unterschieden werden. Es gibt Sachbearbeiter, die haben *wirk-*

lich das Wohl ihrer „Schützlinge“ im Auge und bemühen sich, sie nach Kräften zu unterstützen. Doch allein der Begriff „Anspruchsteller“ sollte aus *jedem* Behördendeutsch verschwinden und durch „Leistungsberechtigter“ ersetzt werden.

Das Denksystem von „die da oben“ und „die da unten“ – auch wenn es nicht explizit so genannt wird – trägt ein Menschenbild vor sich her, dass einer Nation wie Deutschland nicht würdig ist. Dazu wiegt unsere jüngste Vergangenheit viel zu schwer, als dass wir uns eine solche Geisteshaltung erlauben könnten.

Obrigkeitsdenken gehört in den geistigen Mülleimer ***Aller*** und unsere Politiker sollten mit diesem Geisteswandel *wahrnehmbar* beginnen, sonst können sie sich nicht länger „Vertreter des Volkes“ nennen. Wissen diese in der Verantwortung stehenden Politiker nicht, dass sie im Begriff sind, die Demokratie systematisch zu demontieren?

Der Normalo ist *nicht* unbegrenzt belastbar. Auch *seine* Geduld hat Grenzen. Zunächst sendet er leise Signale, z.B. durch schwindende Wahlbeteiligung. Auch die sinkende Geburtenrate ist ein leises, aber sehr deutliches Signal, dass Grenzen nicht erreicht sind, sondern bereits *überschritten* wurden. Auch die stetig steigende Zahl psychischer Erkrankungen, die bald allen anderen Erkrankungen die Rangfolge streitig machen ***wird***, sollte *dringend* ernster genommen werden, als bisher.

Dass es im Gesundheitswesen heute nicht mehr auf die *Heilung* von Krankheiten ankommt, sondern um eine Behandlung von Symptomen, sollte jeden denkenden Bürger stutzen lassen. Keine Institution in diesem Krankheitssystem hat ein Interesse daran, Krankheiten zu *heilen*, sondern nur Symptome zu *unterdrücken*, um das System auf diese Weise aufrecht zu halten und noch mehr Profite einzustreichen.

Unter diesem Aspekt ist der volkswirtschaftliche Schaden (hochgerechnet auf die Bevölkerungszahl) eine noch viel größere Sauerei, die nur auf die Profitgier einiger Unternehmen bzw. Institutionen zurück zu führen ist.

Mittlerweile gibt es zu viele schwarze Schafe in der Wirtschaft und in Institutionen, unter denen auch die ethisch sauber arbeitenden Unternehmer zu leiden haben.

Hält dieser Trend weiter an oder breitet sich gar noch aus, wird das *Wertesystem* der Normalos, von dem die ganze Gesellschaft *lebt*, gnadenlos zerschlagen.

Auf die Rolle der Ärzteschaft mit ihren Verbänden, der Pharmaindustrie und ihren Milliardengewinnen, der medizinischen Unterversorgung auf dem Land und den Zahlenspielen der Kassen zur Verhinderung von Neuzulassung für Psychologen gehe ich nicht weiter ein. Es würde den Rahmen und die Intention dieses Buches sprengen. Dennoch: *es sind weitere Bausteine, die der unsäglichen Gier nach Profit den Rücken stärken.*

Verantwortung, Rücksicht, Würde, Achtung und Respekt vor dem Menschen und dem Leben schlechthin – *alles* wird dem Gott des Profits geopfert.

Die Verteilung von „wir hier oben = Rechte“ und ihr „da unten = Pflichten“ gefährdet *massiv* das zwischenmenschliche Zusammenleben in Frieden. Welche Vorbilder geben Politiker, Vorstände und Profithaie ab?

Die Jugend rebelliert – und zwar *sehr* lautstark.

Amokläufe, Drogenmissbrauch und Komasaufen sind nur die Spitze des Eisbergs von Wut, Frust und Hilflosigkeit der Heranwachsenden, die sich dem Diktat der würdelosen Unterwerfung nicht beugen wollen. Der Egoismus ist in zu vielen gesellschaftlichen Lebensbereichen bereits zur krankhaften Egozentrik mutiert.

Und dann wundern wir uns, dass Jugendliche dieses Verhalten als Vorbild nehmen und entsprechend handeln?

Auf den Führungsebenen vieler Institutionen sind wir hauptsächlich von Menschen umgeben, die unter einer narzisstischen Persönlichkeitsstörung leiden – also von ***Kranken***.

Ja! – der Fisch fault vom Kopf – das sollten sich *alle* Führungskräfte tagtäglich vor Augen halten.

An dieser Stelle möchte ich besonders darauf aufmerksam machen, dass es in den von mir zusammen getragenen Geschichten die „unbezahlten“ Familienmitglieder sind, die letztlich den Hilfesuchenden in diesem Buch *wirksame* Hilfe gegeben haben.

Jeder ausgebildete Psychiater und Psychologe weiß, ***wie*** dem Patienten wirksam und nachhaltig geholfen werden ***könnte***. Aber er weiß auch, dass das gesetzliche Kassensystem kein

Interesse daran hat. Fallpauschalen und Zeitlimits gehen nun einmal Hand in Hand. Oder würden *Sie*, verehrte Leserschaft, ohne Bezahlung arbeiten?

Das deutsche Gesundheitssystem braucht ***Kranke***, um Profite machen zu können. Warum also echte, nachhaltige Heilung finanzieren? Viel besser ist es doch, mehr Kranke zu produzieren, oder? Nur das steigert die Profite. Gibt es eine bessere Rechtfertigung für die Profiteure, um das kranke System aufrechthalten zu können?

Der öfters genannte ICD, nach dem die Behandlung nur solcher Krankheiten von den Kassen bezahlt werden, die dort numerisch aufgelistet sind, ist das, wovon Physiker träumen: *ein Perpetuum Mobile*.

Der ICD ist nichts weiter als eine Statistik.

Stellen Sie sich vor: diese Statistik wird als Grundlage genommen, um die Behandlung von Krankheiten zu begründen. Das bedeutet, die Statistik erhält sich *selbst*.

Eine Erweiterung der Statistik dauert Jahre, vielleicht sogar Jahrzehnte! Am Beispiel des Burn-Out-Syndroms ist dies klar erkennbar.

Das >Burn-Out-Syndrom< ist nicht als Krankheit in der ICD-Statistik erfasst – also wird die Behandlung als *nicht behandlungswürdig* von den Kassen abgelehnt.

Die *Symptome* wie z.B. Depression, Schlaflosigkeit oder Selbstmordgefährdung haben schon vor Jahrzehnten in der

Statistik eine Nummer bekommen und gelten deshalb als *behandlungswürdig.*

Der ICD Katalog als *Statistik* hinkt den medizinischen Fortschritten deshalb permanent hinterher. Fragen Sie einmal einen Insider, wie lange es dauert, bis eine neue Krankheit Einlass in die Statistik erfährt?

Sollten Sie fragen, wie das System zu ändern wäre, damit das Ziel „Gesundheit" erreicht würde, hätte ich eine paar kleine Ideen anzubieten, die selbstverständlich von den „Experten", die das derzeitige System vertreten, vehement abgewehrt werden *müssen.*

Stellen Sie sich vor…

… nur *gesunde* Menschen bräuchten Beiträge in die Gesundheitskasse zu zahlen, die dann auch tatsächlich diesen Namen verdiente?

In dem Augenblick, in dem ein Beitragszahler erkrankte, wäre er von der Zahlung befreit.

Was glauben *Sie*, was Kassen, Versicherer, Ärzte und Therapeuten auf die Beine stellten, damit der Patient nachhaltig und dauerhaft *geheilt* würde? Damit er wieder Beiträge zahlt?

Was glauben *Sie*, was alle Gesundheits-Einrichtungen täten, um die Chronifizierung einer Krankheit zu *verhindern*?

Was glauben *Sie*, wie unser Gesundheitssystem finanziell dastünde, wenn zwei Drittel der Tabak-, Alkohol- und einer einzuführenden Drogensteuer direkt in das Gesundheitssystem fließen würden, statt einen ohnehin aufgeblähten Staatshaushalt nebulös zu füttern?

Was glauben *Sie*, wie schnell die Krankheitsrate sinkt, wenn Beitragszahlende zur selben Zeit die regelmäßige Teilnahme an altersangemessenen Bewegungsangeboten nachweisen, mit denen sie ihre Beiträge *massiv,* also *spürbar* senken können?

Der „gelbe Urlaubsschein“ wäre ein für alle Mal kein Thema mehr.

Missbrauch eines Systems ist nie auszuschließen, so lange Menschen einen Vorteil darin sehen, sich und andere zu betrügen. Dennoch dürfte es erheblich preiswerter sein, einzelne Missbräuche aufzufangen, als die unersättliche Profitgier riesiger Organisationen, Institutionen und Lobbyisten zu bedienen.

Ideen, das System „umzudrehen“, gibt es genug. Warum wird dazu z.B. nicht ein Ideenwettbewerb ausgeschrieben? Die Kreativität der Normalos anzuzapfen ist durchaus legitim – aber nicht erwünscht, oder?

Und ein nettes Wochenende zu Zweit in einem Wellness-Hotel als Hauptpreis für einen solchen Wettbewerb zu bekommen, sollte ebenfalls nicht allzu schwierig sein.

Zusammenfassend formuliere ich:

Das deutsche Gesellschaftssystem nennt sich *sozial.*
Sozial wird bei Wikipedia definiert als:

> *das Adjektiv **sozial**, von französisch social und lateinisch socialis, ist ein Synonym zu „gesellschaftlich" und im erweiterten Sinn zu „gemeinnützig, hilfsbereit, barmherzig"*

Weiter heißt es dort:

> ***Unsozial** in diesem Sinne handelt, wer das alles als unwichtig empfindet. Asozial (oft mit absprechendem Beiklang) ist, wer mit der gesellschaftlichen Umgebung (fast) unverbunden ist und nur an deren Rand lebt, wer sich also nicht in sie ‚einfügen' kann.*

Gibt es eine zutreffendere Beschreibung von der geschilderten „Elite", die sich mit den Normalos unverbunden zeigt und am Rande der Gesellschaft lebt – sich vom Rest der „Gemeinschaft" abgemeldet hat? Die nur noch ihr eigenes Süppchen kocht – auf dem Rücken der Gemeinschaft?

Die tieferen Hintergründe, warum es wohl noch eine ganze Weile dauern wird, bis die „Elite" erkennt, was sie ***sich selbst*** damit antut, soll Thema eines anderen Buches sein.

Wie *unwichtig* der Normalo im gesellschaftlichen Gefüge von denen „da oben" behandelt wird, kann an allen Ecken und Ende abgelesen werden. *Seine* Interessen werden vernachlässigt – von denen, die von ihm abhängig sind! Was für eine Machtverdrehung!

Vernachlässigung wird definiert als:
die mangelhafte Umsorgung, die Nicht-Betreuung und das Vergessen, auch das Vorenthalten von Hilfe für einen anderen Menschen.

Weiter heißt es:
Psychische Vernachlässigung (auch emotionale Vernachlässigung) ist die lieblose und unpersönliche Betreuung eines Menschen, zum Beispiel Anschreien, Einschüchterung, Beleidigung, Missachtung oder Sündenbock-stellung...

Wollen wir uns als Normalos von einer unsozialen, uns ignorierenden und missachtenden anonymen Minderheit weiterhin beleidigen, einschüchtern und unbarmherzig ausquetschen und ausplündern lassen?

Wollen wir zulassen, dass unsere Kinder und Enkel, die zukünftigen Generationen, zunehmend an Anpassungsstörungen, Belastungsstörungen, Bindungsstörungen und anderen Fehlentwicklungen zu leiden haben?

Wir wissen, dass emotionale Vernachlässigung und dauernde Missachtung zu psychischen Krankheiten führen. Und wir wissen, dass die Schädigung des Grundvertrauens bei

Kindern regelmäßig zu Beeinträchtigungen der emotionalen Intelligenz führt.

Wenn wir ***heute*** schon mit steigenden psychischen Störungen zu kämpfen haben, wie soll es dann erst unseren Kindern ergehen? Oder glauben ***Sie***, dass die selbsternannte Elite ihre Begünstigungen, Pfründe und Sonderrechte ***freiwillig*** aufgibt?

Wie lange wollen unsere gewählten Volksvertreter sich noch zu Handlangern national und global operierender Profitgeier machen und sich vor deren Karren spannen lassen? Oder gehören sie etwa dazu?

Das elitäre Gesellschaftssystem hat ausgedient. Das alte Paradigma „der ‚Stärkere' hat Recht" hat versagt – auf allen Ebenen. Damit ist weder dauerhafter Frieden noch soziale Gerechtigkeit erreichbar – nachweislich und für jedermann erkennbar!

Wir müssen nicht nur als nationale Gesellschaft, sondern als globale Menschenfamilie ein System des Zusammenlebens aufbauen, das ***allen*** Exemplaren unserer Spezies, ***allen*** Ameisen, dienlich ist und ihnen ermöglicht, ihr Leben lebenswert zu gestalten.

Wer jetzt glaubt, ich rufe zum Aufstand, zum Kampf gegen das „elitäre System" auf, der irrt! Und zwar ganz gewaltig!

Dass Aufstand und Kampf ***nicht*** funktionieren, wissen wir aus der Vergangenheit. Wir haben ein viel besseres und viel wirkungsvolleres Instrument, um die Zustände zu verändern: unser ***Bewusstsein***.

Das gesamte System von „die da oben“ und „die da unten“ konnte bisher nur funktionieren, weil „die da ***unten***“ sich diesem Denkmuster angeschlossen haben. Ja, die Normalos haben zugestimmt, genickt, akzeptiert, dass es so ***ist***.

Aber – haben sie dieses Denkmuster, diese Überzeugungen, diese „Wahrheiten“ nicht gerade von ihren Eltern, Lehrern, Pfarrern, Politikern, Vorgesetzten usw. usf. ***übernommen***?

Können uns „die da oben“ überhaupt vernachlässigen?

Setzt das nicht voraus, dass wir Normalos von ihnen Aufmerksamkeit, Betreuung, Rücksichtnahme und Fürsorglichkeit ***erwarten***?

Warum wollen wir Normalos uns als Wesen betrachten, die Rücksichtnahme und Fürsorglichkeit ***benötigen***?

Oder ist es genau ***DAS***, wovon die „Elite“ möchte, dass wir das glauben? Sind es genau diese Denkmuster, die für die Profitgeier der Garant ihrer Pfründe ist?

ABER… zum Tango gehören zwei!

Niemand kann uns daran hindern, selbst zu entscheiden, wie wir uns sehen wollen, oder?

Statt uns hilflos, elend, deprimiert und schutzbedürftig zu bezeichnen und zu sehen, können wir uns daran *erinnern*, dass wir mit Kraft, Stärke, Willen, Bewusstsein und unzähligen Talenten zur Welt gekommen sind.

Obrigkeitsdenken ist ***nicht*** angeboren, sondern anerzogen!

Wir brauchen „nur" all die überholten Denkmuster, Konditionierungen und Gewohnheiten, die wir von unseren Eltern übernommen haben, abzulegen und uns ein neues *Selbstbild* zuzulegen.

Haben nicht *gerade* diejenigen, die in meinen Geschichten zu Wort gekommen sind, *bewiesen*, dass sie stark genug waren und sind, ohne diese Aufmerksamkeit ihre Schwierigkeiten zu meistern?

Haben sie nicht *bewiesen*, dass sie sich auf die Menschlichkeit ihrer Familie, auf die eigene, innere Stärke verlassen können? Dass ***ihr*** *Wertesystem* tragfähig ist?

Was wäre, wenn wir weder Fürsorglichkeit, noch Aufmerksamkeit der uns ausbeutenden Elite *benötigten?* Wenn wir uns dem *Angst-machen-Spiel* verweigerten? Wenn wir *selbst* die *Verantwortung* für unser Leben übernähmen, statt sie anderen zu überlassen?

Denken Sie daran: die andere Seite der Medaille Verantwortung lautet: Macht!

Unser gesamtes System funktioniert derzeit auf der Basis: Du als kleine Ameise bist *machtlos*. Wir (die Elite) nehmen dir die *Verantwortung* für dein Leben ab!

Was wäre, wenn wir z.B. als Bewerber in einem Vorstellungsgespräch über das Gehaltsangebot des Unternehmers lächeln, einen schönen Tag wünschen, das Gespräch beenden und das Büro wie selbstverständlich Kopf schüttelnd verlassen?

Was wäre, wenn sich immer mehr Bewerber dieser Verhaltensweise anschließen? Was macht dann der Unternehmer, der – ach so händeringend – Fachkräfte sucht?

Was wäre, wenn sich zunehmend Wähler an ihre Mandatsträger wenden, in relevanten, gesellschaftlichen Belangen unbequeme Fragen stellen – und sich nicht *abwimmeln* lassen? Wenn sie stattdessen immer wieder nachhaken, bis sie eine für *sie als Normalo* (als Wähler *ohne* Gedächtnisverlust bis zur nächsten Wahl) befriedigende Antwort erhalten?

Was wäre, wenn sich die Sachbearbeiter von Krankenkassen einer zunehmenden Flut von Anträgen, Fragen und Beschwerden ihrer Beitragszahler gegenüber sähen? Wenn ein Tsunami von Beschwerden die Spitzenverbände überrollt?

Was wäre, wenn der ***schlafende Riese Normalo*** erwacht, sich seiner Macht bewusst wird und davon auch noch gezielt und bewusst Gebrauch macht?

Ich bin absolut sicher: dann ändert sich etwas!

Garantiert!

Pfeifen Sie auf das Gerede von: das kannst du nicht, das schaffst du nicht, dafür bist du zu klein, zu unbedeutend oder zu schwach. Das wurde Ihnen lange genug vorgesetzt – bis Sie es *geglaubt* haben.

Holen Sie ***jetzt*** aktiv, massiv und initiativ Ihr Selbst-Bewusstsein hervor und setzen Sie es ***für sich*** ein. Stärken Sie es. Arbeiten Sie konsequent und beharrlich daran, bis Sie sich innerlich sicher fühlen. Umgeben Sie sich mit Menschen, die Sie darin bestärken, aufbauen, ermuntern.

Statt all die menschlichen Tugenden nach außen, auf andere zu richten, sollten wir endlich damit anfangen, uns *selbst* zu respektieren, uns *selbst* wertzuschätzen, uns *selbst* Anerkennung zukommen lassen, für uns *selbst* Verständnis aufzubringen, uns *selbst* gütig zu begegnen und uns *selbst* zu lieben… und von unserer *Macht* Gebrauch zu machen.

Diese Tugenden sind nicht mit egomanischer oder narzisstischer Nabelschau zu verwechseln, sondern sollen dem entsprechen, was wir uns von *anderen* wünschen.

Wenn wir uns diese Aufmerksamkeit *selbst* schenken und uns selbst achten, sind wir nicht mehr darauf aus, es von anderen *stattdessen* zu erwarten.

Wer sich *selbst* achtet, braucht keine Achtung von außen. Wer sich *selbst* wertschätzt, ist nicht auf die Wertschätzung anderer angewiesen. Wer seinen Wert *kennt*, braucht sich nicht unter Wert zu verkaufen.

Beenden SIE das Spiel, indem Sie sich auf dem Spielfeld des Lebens nicht mehr am *oben-unten-Spiel* beteiligen.

Sie sind, wer Sie sind. Und so, wie Sie sind, sind Sie **genau richtig**!

Bringen Sie Ihr Selbstbild in Ordnung!

Denn Sie sind in Ordnung – ganz egal, was Andere Ihnen weiszumachen versuchen.

Nachwort

Ob eine kleine, unscheinbare Ameise wie ich in dem riesengroßen Ameisenhaufen überhaupt gehört wird?

Gelingt es ihr, das laute Geschrei der vielen Affentanz-Ameisen zu übertönen?

Sie wird es niemals herausfinden, wenn sie sich nicht zu Wort meldet.

Und sie denkt: es gab da einmal, vor vielen, vielen Jahren, einen Zimmermannssohn in einer elitären Welt von Pharisäern und Schriftgelehrten…

Und sie erinnert sich, dass er gesagt hat: folget mir nach! – Ihr seid meine Brüder und Schwestern…

Wenn Sie, verehrte Leserin, werter Leser, eine ähnliche Geschichte haben wie diejenigen, die in diesem Büchlein zu Wort gekommen sind, eine Geschichte, die es wert ist, zu Papier gebracht zu werden - dann schreiben Sie mir. Bei genügend Zuschriften verfasse ich gern weitere Veröffentlichungen.

Ihre Kontaktaufnahme per E-Mail können Sie vornehmen unter karin.welters@gmx.net

Fügen Sie eine Kurzbeschreibung Ihrer Geschichte von maximal zwei DIN-A 4 Seiten bei und übermitteln Sie mir diesen Dateianhang im PDF-Format.